프로바이오틱스
내 몸의 유익균

내 몸의
PROBIOTICS
유익균

김석진(인디애나대학교 교수) 지음

하서
haseo

Contents

ProBiotics

서문_면역력의 열쇠, 균 • 8

Part 01 항생제는 똑똑하지 않다

세균과 인간의 역사 • 15
항생제, 적인가 동지인가 • 17
피할 수 없는 항생제의 그늘 • 22
프로바이오틱스의 재발견 • 26

Part 02 면역력을 잡아야 산다

든든한 수비대, 장내유익균 • 33
건강한 장과 프로바이오틱스 • 38
면역과 프로바이오틱스 • 48
새롭게 밝혀진 면역조절 효과 • 55
아기가 세상에서 처음 만나는 친구 • 60

Part 03 세균이 병을 치료한다

Chapter 1 **면역질환** • 69
알레르기질환 • 76
자가면역질환 • 82
면역력 • 84

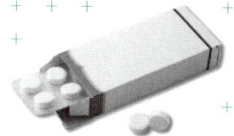

Chapter 2 **장질환** • 88
　　　　　과민성장증후군 • 89
　　　　　염증성장질환 • 94
　　　　　과민성장증후군 VS. 염증성장질환 • 102

Chapter 3 **암** • 104
　　　　　암 치료 관련 설사 • 111
　　　　　대장 용종 • 113

Chapter 4 **감염질환** • 115
　　　　　기회감염 • 119
　　　　　유해균으로 인한 설사 • 122
　　　　　헬리코박터로 인한 위염 • 128
　　　　　항생제 내성균 감염 • 130

Chapter 5 **기타질환** • 134
　　　　　당뇨 • 135
　　　　　지방간 · 간경화 • 137
　　　　　비만 • 142
　　　　　변비 • 146
　　　　　유당불내증과 아기배앓이 • 150
　　　　　고콜레스테롤혈증 • 152

관절염 • 155
글루텐불내증 • 158
뇌-장 축 이론 • 161
신장결석 • 164
여성질환 • 166
구강 건강 • 169

Part 04 생활 속의 프로바이오틱스

유기농 식품, 알고 먹자 • 173
프리바이오틱스, 신바이오틱스 • 175
프로바이오틱스 섭취하기 • 176
프로바이오틱스균의 종류 • 178
누가 섭취해야 하는가 • 184
좋은 제품 선택하기 • 192
효과에 대한 상반된 견해 • 196

부록_프로바이오틱스 FAQ • 202
각주 • 214

Probiotics

· 서문 ·

면역력의 열쇠, 균

이 책은 균菌과 싸우던 의사에서 이제는 유익균과 함께 동반자 인생을 살아가는 한 남자가 풀어놓는 이야기다.

의사가 된 지 어느덧 20년이라는 세월이 흘렀다. 짧지 않은 이 시간을 나는 대부분 균과 전쟁을 치르는 데 보냈다. 질병을 일으키는 균, 음식을 부패시키는 균. 균이란 내가 싸워 물리쳐야 할 적이었으며, 10년이 넘도록 대학 강단에서 외쳤던 주제도 '균과의 전쟁'이었다. 한마디로 나는 학생들에게 균을 죽일 수 있는 방법을 가르치는 교관이었다.

하지만 균에 대한 이해가 깊어질수록 내 시각에는 변화가 생겼다. 이 세상에서 질병을 일으키는 감염균은 극소수에 불과했고, 수많은 균은 대부분 죽은 생명을 분해하여 새로운 생명의 밑거름이 되도록 만드는 자연의 숨은 공로자였다. 우리 몸에 살고 있는 상주균 역시 유해균으로부터 인체를 보호하고 면역조절에 도움을 주는 착한 동반자다. 하지만 이러한 유익균의 존재를 바라보지 못하고, 감염으로부터 인류를 보호한다는 미명하에 계속되는 '균과의 전쟁'은 시작부터 잘못된 것이다. 나쁜 균을 죽이기 위해 의사로서 수많은 항생제를 처방했지만, 그것은 마치 민간지역에 침투한 게릴라를 소탕하겠다고 선량한 사람들이 사는 마을 한가운데에 폭탄을 떨어뜨리는 일이나 다름없었다. 아직도 끝나지 않는 중동지역의 분쟁이 말해주듯이, 테러리스트 몇 명을 제거한다고 해서 결코 전쟁에서 승리하는 것이 아니다. 전쟁을 종결할 수 있는 유일한 방법은 그 나라 국민이 주인으로 바로 설 수 있는 환경을 마련하는 것이다. 마찬가지로 우리의 건강을 지키기 위해서는 유해균을 죽이는 것보다 유해균이 발붙일 곳 없는 건강한 환경을 만드는 게 훨씬 중요하다.

우리 몸에 어떤 균이 사느냐는 건강과 직결되는 문제다. 배추를 그냥 두면 부패하지만, 김치를 담그면 발효과정을 통해 배추의 보존기간이 늘어날 뿐 아니라 영양가 또한 높아진다. 동일한 물질이라도 분해과정에 따라 독이 될 수도, 약이 될 수도 있다. 이 부패와 발효를 결정하는 것이 바로 세균이다. 마찬가지로 우리의 건강도 어떤 세균이 몸에 살고 있는지가 중요하다. 장에 유익균이 많으면 건강에 도움이 되는 물질이 증가하지만, 반대로 유해균이 많으면 해로운 물질이 많이 형성된다. 건강한 장은 유익균과 유해균이 균형을 이루고 있다. 건강한 사람의 장에 사는 균 대부분은 인체에 유익하거나 해를 입히지 않는다. 이들은 유해균의 침입감염을 막아주고 면역기능에 도움을 주는 착한 동반자다. 하지만 현대인의 장은 항생제, 방부제, 살충제 같은 화학약품으로 인해 유익균이 감소했다. 이러한 화학약품이 유해균뿐만 아니라 유익균도 함께 파괴시켰기 때문이다.

유익균의 파괴는 우리 몸을 감염에 취약하게 만들고, 면역기능의 이상을 초래했다. 현대인에게 아토피 같은 면역질환 발생률이 증가하며, 항생제 내성균과 같이 새로운 균이 나타난 이유도 그 때문이다. 이제는 인간이 개발한 그 어떤 항생제에도 죽지 않는 슈퍼박테리아까지 출현했다. 1981년에 처음으로 발견된 에이즈, 2002년에 발생한 사스SARS, 2009년 신종플루, 2011년 독일에서 확산된 장출혈성 대장균 감염, 그리고 우리나라에서 발생한 정체불명의 폐렴으로 인한 사망 등 새로운 감염질환이 끊임없이 인류의 건강을 위협하고 있다.

20세기 의학과 과학의 눈부신 발전은 인류가 직면한 모든 문제를 극복할 수 있을 것이라는 '과학 만능주의'를 가져왔다. 하지만 인류는 지금 과학과 의학의 발달에 따른 값비싼 대가를 치르고 있다. 과학과 공업의 발달은 지구온난화를 촉진하는 부작용을 낳았고, 항생제 등 화학약품은 내성균과 새로운 질환을 출현시켰다. 인체는 화학약품에 의존성이 높아졌으며, 인체의 면역기능은 오히려 불안정해졌다.

이제 우리는 신약 개발을 통해 모든 질환을 정복할 수 있을 것이라는 과학 만능주의의 환상에서 벗어나야 한다. 질병을 치료하기 위한 신약은 계속 개발되어야 한다. 하지만 화학약물이 초래한 문제를 또 다른 화학약품의 개발로 치유하겠다는 모순적인 생각에서 탈피해야 한다. 아토피에서 암에 이르는 현대인의 질환은 우리 몸에 살고 있는 자연이 훼손되어 일어난 것이다. 훼손된 자연을 되살리는 것이 현대인의 건강을 되찾는 유일한 방법이다. 내가 이 책을 쓴 이유도 바로 이 때문이다. 과학의 발전과 자연의 보존은 인류가 동시에 풀어야 할 숙제다. 이 책이 그 숙제를 풀어나가는 데 조금이라도 도움이 되기를 희망한다.

지은이 김석진

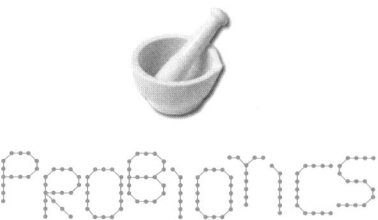

ProBiotics

Part 01

항생제는 똑똑하지 않다

PROBIOTICS

세균과 인간은
단순히 한 공간에 존재하는 공생관계가 아닌
서로의 생존을 위해 필요한
상생관계를 형성하며 살아왔다

✚ 세균과 인간의 역사

우리 몸에는 수많은 세균이 살고 있다. 크기가 너무 작아 보이지 않을 뿐 이들은 하루 24시간 우리와 함께 생활하고 있다. 몸에 살고 있는 세균의 수는 약 100조가 넘는다. 현재 지구상에 살고 있는 인구가 약 70억 명이라고 할 때, 이는 지구 인구의 약 만 배에 이르는 어마어마한 수다. 몸을 구성하는 체세포의 수에 비추어 보면, 내 몸에는 세포보다 열 배나 많은 다른 생명체가 살고 있는 셈이다. 비록 현미경을 통해서만 볼 수 있는 작은 미생물들이지만 다 합치면 무게가 1kg을 넘는다. 가장 중요한 장기인 심장의 평균무게가 300g이고, 간이 1~1.5kg이라고 할 때 우리 몸에 살고 있는 세균의 존재감은 결코 가볍지 않다. 자신에게 필요한 영양분 섭취와 배설과정을 지금 이 순간에도 반복하는 세균들이 어떤 물질을 사용제거하고 형성배설하는지가 몸의 건강과 직결되어 있다.

몸에 사는 500종이 넘는 세균의 조합은 우연히 만들어진 것이 아니다. 상주균총이라고 불리는 이 균들의 조합은 인간과 미생물이 선택과 적응과정을 반복하면서 오랜 세월에 걸쳐 형성한 것이다. 인간의 시작이라고 여겨지는 원인猿人이 지구상에 등장하는 시점은 700만 년 전으로 알려져 있다. 하지만 공룡은 인간보다 훨씬 전인 2억 년 전에 이미 세상에 존재했으며 박테리아, 그러니까 세균은 그보다 훨씬 전인 약 40억 년 전에 지구상에 처음으로 나타난 생명체다. 스스로 만물의 영장이라고 일컫는 인간의 존재가 지구 역사의 관점에서 볼 때 얼마나 미미한지를 알 수 있다. 세균은 인간이 존재하기 훨씬 이전부터 세상을 지배해왔던 실질적인 주인이다.

인간의 생존은 세균과 싸우면서 쟁취한 결과라기보다는 균이 인간의 출현과 진화를 허락했기 때문에 가능했다고 보는 것이 타당하다. 세균은 자신들이 살아갈 장소와 영양분을 제공해주는 인간의 생존을 허락하는 데 머무르지 않고, 숙주가 잘 살아갈 수 있는 환경을 마련해주었다. 유익한 상주균들은 다른 유해균의 침입을 막아주고, 인체 대사작용과 면역기능 조절에 도움을 주면서 인간의 생존과 진화에 직접 참여했다. 세균과 인간은 단순히 한 공간에 존재하는 공생관계가 아닌 서로의 생존을 위해 필요한 상생관계를 형성하며 살아왔다.

그러나 이렇게 수백만 년 동안 인간과 세균이 지켜온 무언無言의 계약관계는 인간이 항생제를 사용하면서 일방적으로 깨지고 만다.

✛ 항생제, 적인가 동지인가

미생물과 함께 살아온 지 수백만 년이 지나도록 인간은 세균의 존재를 알지 못했다. 그도 그럴 것이 대략 1μ마이크론 정도밖에 되지 않는, 눈에 보이지 않는 존재를 인간이 알 리 만무했다. 18세기가 되어서야 현미경의 발명으로 인간은 비로소 세균의 존재를 알게 된다. 19세기에는 과학의 발달로 세균이 감염질환의 원인이라는 것이 밝혀지고, 이때부터 모든 균을 적대적인 존재로 바라보는 시각이 형성되기 시작한다. 20세기에 발견된 항생제는 결핵과 같은 질병으로부터 인간을 구한다는 미명하에 광범위하게 사용되고, 이는 항생제의 오남용이라는 문제를 낳는다.

항생제抗生劑, Antibiotics는 항抗, 즉 반대against를 뜻하는 anti와 생명life을 의미하는 biotics의 합성어다. 즉 세균이 다른 세균의 성장을 억제하고 죽이기 위해 만들어내는 물질을 추출하여 만든 약물이라는 뜻이다. 현대 의학에서 떼어놓고 생각할 수 없을 만큼 광범위하게 사용되는 항생제의 역사는 알고 보면 그다지 길지 않다. 1928년 영국의 세균학자 플레밍Alexander Fleming 경이 항생제의 한 종류인 페니실린을 발견한 이후, 1940년경에 이르러서야 페니실린이 인간에게 실질적으로 사용되기 시작했다. 이처럼 항생제의 역사는 반세기가 조금 넘는 70년 정도밖에 되지 않는다. 따져 보면 항생제는 미국인 약사 존 팸버턴John Stith Pemberton이 1886년에 발명한 코카콜라보다도 50년이나 뒤진다. 하지만 항생제는 이 짧은 기간 동안 인류의 역사를 바꾸는 큰 업적을 일구게 된다. 항생제 덕분에 인간은 사형선고와도 같았던 결핵 등 수많은 감염질환으로부터 자유로워질 수 있었다.

하지만 항생제가 과연 우리의 몸을 튼튼하게 만들어 주었을까? 사실은 그렇지 않다. 우리 몸 스스로가 유해균과 싸우는 능력은 오히려 감소했으며 면역체계에는 적신호가 들어왔다. 그 이유는 항생제가 어떤 기능을 수행하는지를 생각해보면 쉽게 이해할 수 있다.

세균을 죽이는 약물인 항생제는 말 그대로 세균을 죽이는 역할을 수행할 뿐 좋은 균과 나쁜 균을 구분하여 작용하지 않는다. 사실 우리 몸에 살고 있는 대부분의 세균은 무해하거나 유익한 균들이다. 결국 항생제의 사용은 민간인 지역으로 숨어든 게릴라를 사살하겠다고 마을 한가운데에 미사일을 쏘는 것과 별반 다를 게 없다. 유익균과 유해균을 구분하지 못하는 항생제는 건강에 필수적인 유익균도 함께 파괴시켰고, 결국 반세기가 넘도록 항생제가 과다하게 사용되는 과정에서 우리 몸, 특히 장내세균의 구성이 변화했다. 그 결과 지난 50년간 항생제 사용과 위생의 발달로 감염질환은 꾸준히 감소한 반면, 면역 이상과 관련된 질환이 증가하는 예기치 못한 상황이 발생했다. 오른쪽의 도표를 보면, 1950년 이후로 감염질환은 현저히 감소되는 추세지만 크론병, 천식, 다발성경화증, 일형당뇨와 같은 면역질환은 꾸준히 증가하는 것을 알 수 있다.[1]

또한 두 그래프를 겹쳐보면 서로 역비례 관계임을 알 수 있는데,

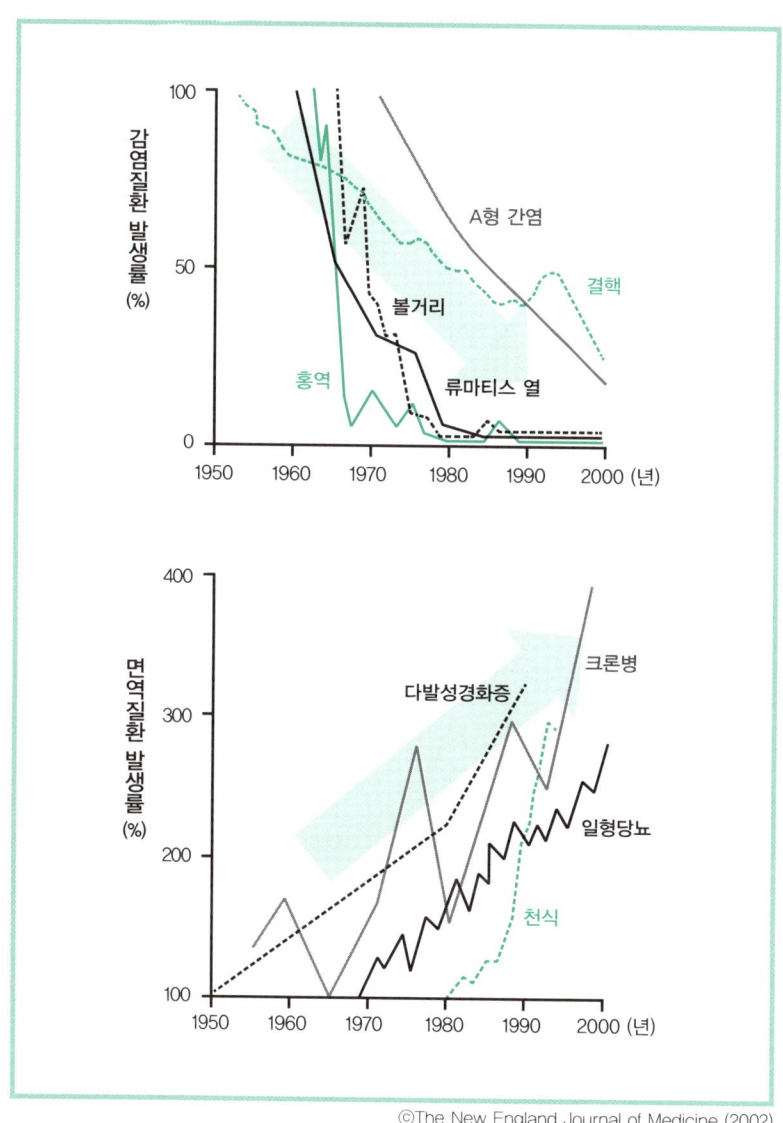

감염질환과 면역질환 발생의 상관관계

이는 1940년대 이후부터 광범위하게 사용된 항생제와 면역질환의 증가율이 무관하지 않다는 사실을 보여준다.

항생제 덕분에 박테리아성 감염질환의 공포로부터 자유로워지면서, 일반인뿐만 아니라 의학계에서도 항생제를 비롯한 화학약물이 인간의 건강을 책임져줄 것이라는 낙관론적 사고가 팽배해왔다. 1962년에 호주가 낳은 유명한 감염학자이자 노벨상 수상자인 맥파렌 버넷Frank Macfarlane Burnet은 항생제의 발견과 의학의 빠른 진보로 20세기 말이면 인간을 위협하는 모든 감염질환으로부터 자유로워질 수 있을 것이라고까지 예견했다.

하지만 인류는 항생제 남용으로 인한 검은 그림자가 다가오고 있다는 사실을 뒤늦게 깨닫는다. 항생제의 사용은 이 약에 내성을 가진 균을 출현시켰고, 인간이 보유한 최후의 보루인 '카바페넴'이라는 항생제에마저 내성을 가진 슈퍼박테리아가 우리나라에서도 발견된 바 있다. 이제는 세계적으로 사스SARS, 신종플루 같은 새로운 감염질환이 매년 4개월에 한 번꼴로 발생하는 실정이다.

항생제 내성균의 심각성은 특히 결핵에서 잘 나타난다. 항생제의 사용 이후 1970년대 들어서는 인류에게 더 이상 문제가 되지 않을 것이라고 여겼던 결핵이 다시 한번 인류를 위협하는 질병으로 다가오고 있다. 이미 인류의 1/3이 결핵균에 감염되었고, 매초마다 새로운 결핵환자가 발생하며 15초당 한 명꼴로 누군가가 결핵으로 목숨을 잃고 있다.

특히 새로운 결핵균은 약이 잘 듣지 않기 때문에 치료가 매우 힘들다. 웬만한 항생제는 듣지 않는 다제내성균 혹은 슈퍼박테리아라고 불리는 결핵균이 증가하고 있다. 현재 치료제에 내성을 가진 결핵균Drug Resistant-TB은 여러 등급으로 나뉘는데, 다수의 약물에 내성을 가진 결핵균을 다제내성결핵균MDR-TB, Multi Drug Resistant-TB이라 부른다. 2000년대 들어서는 결핵 치료에 사용되는 거의 모든 약물에 내성을 가진 균들이 발견되어 다제내성균보다 더 광범위한 개념인 엑스 등급의 광범위내성결핵균XDR-TB, Extensively Drug Resistant-TB이 새로 추가되었고, 2003년 이탈리아에서 처음 발생한 이래로 현대의학이 가지고 있는 그 어떤 약물에도 말을 듣지 않는 더블엑스 등급의 강력한 내성결핵균XXDR-TB, Extremely Drug Resistant-TB이 나타나기에 이른다. 항생제의 발견 이후 30년이 넘도록 쉽게 치료가 가능했던 결핵균이 지난 반세기 동안 모습을 계속 바꿔 이제는 현대의학이 치료할 수 없는 변종균까지 출현하게 된 것이다.

　내성균은 인간이 치료를 목적으로 개발한 약물 때문에 나타난 모순된 존재다. 새로운 병균을 죽이기 위한 신약이 개발되더라도 신약에 대한 또 다른 내성균이 출현할 수밖에 없다. 끝없는 악순환이 반복되는 것이다. 지금 이 시간에도 내성균에 대항할 수 있는 새로운 항생제를 만들려는 과학자들과 새로운 약에 내성을 습득해가는 박테리아의 경주는 계속되고 있다. 아이러니컬하게도 박테리아가 새로운 항생제에 내성을 갖는 속도는 날이 갈수록 빨라지는 반면, 새로운 항생제를 개발하는 데 걸리는 시간은 갈수록 느려지고 있다. 손쉽게 만들 수 있는 약품들은 이미 개발되었기 때문에 새로운 신약을 개발하는 데 들어가는 시간과 연구비가 갈수록 증가하고 있다. 반면 병원균은 이미 어떻게 해야 약물에 살아남을 수 있는지를 경험했기 때문에 새로운 약에 대한 내성을 빠르게 습득해간다.

✚ 피할 수 없는 항생제의 그늘

지난 30여 년 동안 장내세균의 연구에 눈부신 발전이 있었고, 이제는 대장에 서식하는 세균 대부분이 건강을 해치는 균이 아니라 건강 유지를 위해서 꼭 필요한 유익균이라는 사실이 잘 알려져 있다. 항생제 오·남용의 대표적인 국가였던 우리나라도 의사의 처방전을 통해서만 항생제를 사용할 수 있도록 규제하고, 국가적으로 홍보 교육을 하면서 많은 개선이 이루어졌다.

하지만 꼭 필요한 상황이 아니라면 항생제를 복용하지 않으려고 아무리 노력하더라도 늘 항생제에 노출될 수밖에 없는 것이 우리의 현실이다. 육류와 같은 음식물에 첨가되어 있는 항생제 때문이다. 항생제가 가축의 사료에 사용된 지는 오래다. 미국 통계자료에 따르면 제약회사가 생산하는 항생제의 30~70%가 인간이 아닌 동물에 사용되고 있다고 한다.

항생제는 크게 두 가지 이유로 사료에 첨가된다. 첫째는 질병을 예방하기 위함이다. 가축을 들판에 방목하거나 작은 규모의 우리에서 사육하던 예전과는 달리, 가축 사육이 기업화·대형화되면서 이제는 가능한 한 많은 수의 가축을 최소한의 공간에서 사육하게 되었다. 이는 생산성 측면에서 기여가 컸지만, 질병이 발생할 경우에 가까이 있는 가축 간의 질병 확산속도가 빨라지는 결과를 초래했다. 양계장의 닭들이 집단으로 죽었다는 보도를 종종 듣게 되는 이유가 바로 이 때문이다. 가축 사육업계에서는 감염질환이 한번 발생하면 손실의 규모가 크기 때문에 항생제를 사료에 섞는 것이 보편화되어 있다.

항생제를 사료에 섞는 또 다른 이유는 항생제의 주요 목적인 질병의 예방과는 무관하다. 과학자들은 사료에 항생제를 첨가하면 가축의 성장을 촉진시키고, 몸무게를 효율적으로 증가시킬 수 있다는 사실을 알게 되었다. 동일한 양의 사료를 주더라도 항생제를 첨가한 사료를 먹은 가축의 몸무게가 15% 정도 더 증가한 것이다. 때문에 항생제 사용은 사업적으로 경제적인 선택이 되었다. 하지만 지속적으로 항생제를 사용하면서 가축에 살고 있는 박테리아가 내성을 가질 수 있는 환경 또한 형성되었다.

1980년대 미국에서 다수의 항생제에 내성을 가진 살모넬라균Salmonella이 발견되어 세상을 놀라게 한 적이 있다. 살모넬라는 식중독을 일으킬 수 있는 병원균으로 유전자 연구를 통하여 조사한 결과, 식용 가축에서 기원했을 가능성이 높다는 사실이 밝혀졌다. 항생제의 종류인 플로로퀴놀론Fluoroquinolones은 오랫동안 가축 사육에 흔하게 사용되었다. 이 항생제는 닭의 순환기질환을 예방하는 데 효과적이었기 때문에 특히 양계장에서 많이 사용되었다. 하지만

이 항생제에 계속 노출된 닭에서 항생제에 내성을 가진 캠필로박터 Campylobacter 박테리아가 검출되었고, 2005년부터 미국에서는 가축 사육의 용도로 이 항생제를 사용하는 것이 금지되었다. 우리가 정육점에서 구입하는 대부분의 고기에도 항생제가 포함되어 있으며, 항생제 내성균이 살고 있을 확률 또한 낮지 않다.

이렇듯 제도적·의학적 규정 없이 무차별적으로 가축에 사용되는 항생제가 사람들의 감염질환 빈도를 높이는 것에 우려가 높아졌고 유엔UN, 세계보건기구WHO, 유엔식량농업기구FAO 그리고 세계동물보건기구OIE는 2003년 가축에 사용되는 항생제 사용 규제를 목표로 하는 공동성명을 발표했다.

우리나라는 OECD 국가 중 수의사 처방 없이도 항생제를 투여할 수 있는 유일한 국가라는 자랑스럽지 못한 기록을 아직 가지고 있다. 우리 정부도 가축의 항생제 사용에 대한 규제안을 추진하고 있다. 하지만 우리만 잘한다고 문제가 해결되는 것은 아니다. 이제는 먹을거리의 국경이 무너져 우리 식탁에는 세계 각국에서 온 음식이 올라온다. 그렇기에 음식에 들어 있는 항생제를 피하는 것은 현실적으로 불가능하며, 우리의 식탁은 늘 항생제에 노출될 수밖에 없는 것이 안타까운 현실이다.

● **심화 상식**

항생제 내성균은 어떻게 생길까?

한국인이라도 개개인의 생김새가 다르듯, 군집을 이루며 살아가는 동종의 박테리아도 항생제에 다양한 저항성을 보인다. 균을 죽이기 위해 항생제를 투여하면 특정 항생제에 내성이 없거나 적은 균이 먼저 죽게 된다. 하지만 환자가 증상의 개선을 느끼고 의사와 상의 없이 항생제 복용을 중단하거나 처방된 항생제의 용량이 적어 감염균이 완전히 제거되지 못한 경우, 자연선택설에 따라 항생제에 내성을 가진 균이 살아남고 이 내성균들은 세포증식을 통해 주종을 이루게 된다.

세균은 대체로 플라즈미드Plasmid라는 곳에 항생제 내성에 관한 유전정보를 보관한다. 플라즈미드는 박테리아 DNA와 무관하게 따로 존재하면서 스스로 복제가 가능한 여벌의 DNA다. 공구상자에 비유할 수 있는데, 인체가 할 수 없는 일은 공구상자에서 망치나 톱 같은 연장을 꺼내 해결하듯이 플라즈미드는 박테리아 DNA가 가지지 못한 기능을 수행하는 유전정보를 따로 보관할 수 있어 박테리아 간의 항생제 내성 교환을 효율적으로 일어나게 돕는다.

플라즈미드를 통해 인접한 박테리아에게 자신이 가진 항생제 내성을 전달하고, 새로운 내성은 다른 균으로부터 받는 과정이 수십 년간 반복되면서 여러 가지 항생제에 내성을 가진 균이 나타나게 된다. 이들을 바로 다제내성균Multi-Drug Resistant Bacteria 혹은 슈퍼박테리아라고 부른다. 다행히 아직까지는 인류가 가진 모든 항생제에

> 내성을 가진 슈퍼박테리아는 발견되지 않았다. 하지만 균과 균 사이의 유전정보 공유가 끊임없이 계속되는 한 우리의 미래는 결코 낙관할 수 없다.

＋ 프로바이오틱스의 재발견

방부제가 들어 있는 가공식품, 섬유질이 부족한 식단, 오염물질, 항생제를 비롯한 다양한 화학약품이 우리 몸의 자연환경을 바꾸어 놓았다. 1983년 미국에서 발표된 논문에 따르면, 유익균의 하나인 락토바실러스 플란타룸L. plantarum이 미국인의 25%에서만 발견되었다고 한다. 유럽에서 발표된 논문에서도 검사대상의 약 절반에서만 대표적인 유익균이 검출되었다. 현대인의 장에는 유익균의 수가 감소하고 상대적으로 유해균의 수가 증가했으며, 이러한 장내세균총의 불균형과 증가하는 면역질환은 서로 연관이 있다. 이에 따라 장에 부족한 유익균을 보충하여 질병의 예방·치료를 돕고, 건강을 증진시키려는 노력이 의학계에서 활발히 진행되고 있다. 박테리아로 질환을 치료한다고 하여 세균요법Bacteriotherapy, 박테리오테라피이라고 불리는데, 이때 사용되는 것이 바로 프로바이오틱스Probiotics다.

프로바이오틱스는 'pro'와 'biotics'의 합성어다. pro는 anti와 상반되는 '~를 위한for'이라는 의미고, biotics는 '생명life'을 뜻한다. 'for life'라는 의미의 프로바이오틱스는 '친생제親生劑'라고 번역할 수 있다. '프로바이오틱스'라는 어원 자체가 항생제Antibiotics에 대비되는 개념으로 만들어진 것이다.

세계보건기구WHO는 프로바이오틱스를 '충분한 양을 섭취했을 때 건강에 좋은 효과를 주는 살아 있는 균'으로 정의하고 있다.[2] '프로바이오틱스'는 우리에게 아직 생소한 개념일 수 있는데 '몸에 유익한 균'을 총칭한다고 보면 된다. 유익균 대부분이 젖산과 같은 산성물질을 형성하는 능력이 있기 때문에 이전에는 '유산균'이 유익한 균의 대명사로 쓰였지만, 유산균이 아닌 다른 박테리아나 심지어 특정 대장균과 효모균도 몸에 유익하게 쓰일 수 있다는 것이 알려지면서 '프로바이오틱스'라는 포괄적인 의미를 가진 이름을 사용하게 되었다. 즉 프로바이오틱스란 '유산균과 비유산균을 포함한 건강에 이로운 모든 살아 있는 균'을 의미한다. 한국 식약청의 〈건강기능식품공전〉에도 유산균이 아닌 '프로바이오틱스'가 유익균의 공식 명칭으로 사용되고 있다.

항생제는 균이 가지고 있는 성질 중 '다른 균의 성장을 저해하거나 죽이는 능력'을 이용하여 약으로 사용하는 경우고, 프로바이오틱스친생제는 균이 가지고 있는 성질 중 '서로를 위하고 도와주는 공생·상생 능력'을 이용하여 건강을 도모하는 접근방법이다. 비록 '프로바이오틱스'라는 단어의 역사는 항생제보다 짧지만 프로바이오틱스는 인류의 생활에 들어온 지 수천 년이 되었다.

균의 존재를 알지 못했던 아주 오래 전부터 유산균은 우리 식생활의 한 부분을 차지했다. 치즈와 요구르트부터 우리나라의 김치와 된장에 이르기까지 발효과정을 통하여 음식물의 부패를 막고, 맛과 영양가를 높이기 위해 프로바이오틱스가 활용되었다. 프로바이오틱스를 질환에 사용한 기록 또한 로마 시대까지 거슬러 올라간다. 로마 시대의 학자 플리니우스Gaius Plinius는 발효유가 장염에 도움을 줄 수 있다는 기록을 남기기도 했다.

19세기 말 프랑스의 미생물학자 파스퇴르는 '프로바이오틱스의 아버지'라고 불리기에 손색이 없다. 감염질환이 유해균 때문에 발생한다는 현대 감염의학의 토대인 '세균설Germ Theory'을 완성하는 데 가장 큰 기여를 했고, 유익균이 유해균의 성장을 억제할 수 있음을 발견했다.

하지만 프로바이오틱스 시대의 진정한 개막은 파스퇴르가 세상을 떠난 지 약 10년 후, 그의 연구소에 있던 뛰어난 두 명의 학자 일리야 메치니코프Elie Metchnikoff와 헨리 티셔Henry Tissier에 의해 시작된다. 1906년 헨리 티셔는 설사병이 있는 아기의 장에 Y자처럼 생긴 균들의 수가 적어진 반면, 건강한 아기의 장에는 이 균들이 주를 이루고 있음을 관찰하게 된다. 그는 끝이 두 갈래로 갈라진 형태를 의미하는 단어 '비피드bifid'에서 착안하여 이 균을 '비피더스균Bifidus'이라 이름 지었다. 티셔는 이 유익균이 설사 치료에 도움을 줄 수 있다고 생각했다.[3]

한편 메치니코프는 락토바실러스 불가리쿠스균L. bulgaricus이 장내

유해균을 억제하는 능력이 있음을 발표한다. 1907년에 출간된 《생명 연장 Prolongation of Life》이라는 저서를 통해 유익한 장내세균이 건강을 유지하는 데 필수적인 요소라고 강조했다. 그가 제기한 자가중독설에 의하면, 노화는 장 속에서 일어나는 부패로 인체에 해로운 물질이 만들어지기 때문에 발생한다. 이때 프로바이오틱스는 부패균을 감소시키고 장내유익균 수를 증가시킴으로써 장 건강을 정상화하여 장수에 기여할 수 있다.[4]

이들의 발표 이후 프로바이오틱스에 대한 연구가 의학계에서 활발히 진행되기 시작한다. 하지만 연구가 본격적으로 시작된 지 30년이 채 되지 않아 프로바이오틱스 분야의 연구는 몰락의 길을 걷게 된다. 결정적인 이유는 1928년 세균학자 플레밍이 그 유명한 항생제 페니실린을 발견하면서부터다. 몸에 유익한 균으로 건강을 지킨다는 프로바이오틱스의 콘셉트는 훌륭했지만, 당시 의학 수준으로는 수많은 유익균 중 어떤 균을 얼마나 많이 섭취해야 어떤 질병에 효과가 있는지를 밝혀내기에는 더 많은 시간이 필요했다. 이 시점에 항생제의 등장은 의학계의 관심과 흐름을 바꾸기에 충분했다. 항생제는 다이너마이트에 비유될 정도로 균을 죽이는 효과가 확실할 뿐만 아니라 저렴하게 대량생산할 수 있는 약품이었기 때문이다.

하지만 항생제가 인류를 감염질환으로부터 해방시켜 줄 것이라는 기대와는 달리 항생제가 사용된 지 30년이 채 지나지 않아 이들에 내성을 가진 균이 발견되기 시작했다. 이제는 인간이 가지고 있는 대부분의 항생제에 내성을 가진 슈퍼박테리아가 빠른 속도로 번지고 있다. 미국 자료에 의하면, 항생제 내성균으로 죽어가는 사람의 수가 에이즈로 사망하는 환자보다 더 많다고 한다. 항생제 문제와 더불어 아토피, 암을 비롯한 면역 관련 질환이 급속히 증가하면서 장내세균과 프로바이오틱스에 대한 연구가 다시 활발히 진행되고 있다. 최근 20년 동안 프로바이오틱스가 훼손된 현대인의 건강을 되찾는 데 도움을 줄 수 있다는 수많은 논문이 발표되고 있다.

항생제 내성균과 면역질환은 인간이 만든 인재人災다. 현대인의 장내세균은 항생제와 음식에 들어 있는 방부제와 같은 화학물질로 훼손되었고, 새로운 화학약품의 개발은 더 이상 이 문제의 해결책이 될 수 없다. 손상된 자연은 자연의 힘으로만 회복이 가능하다. '세균은 인간의 적이 아닌 동지'라고 믿었던 파스퇴르의 시각이 어느 때보다 절실한 시점이다. 프로바이오틱스는 과학이라는 눈을 통해 비로소 발견한, 자연이 인간에게 준 선물이다.

Part 02

면역력을 잡아야 산다

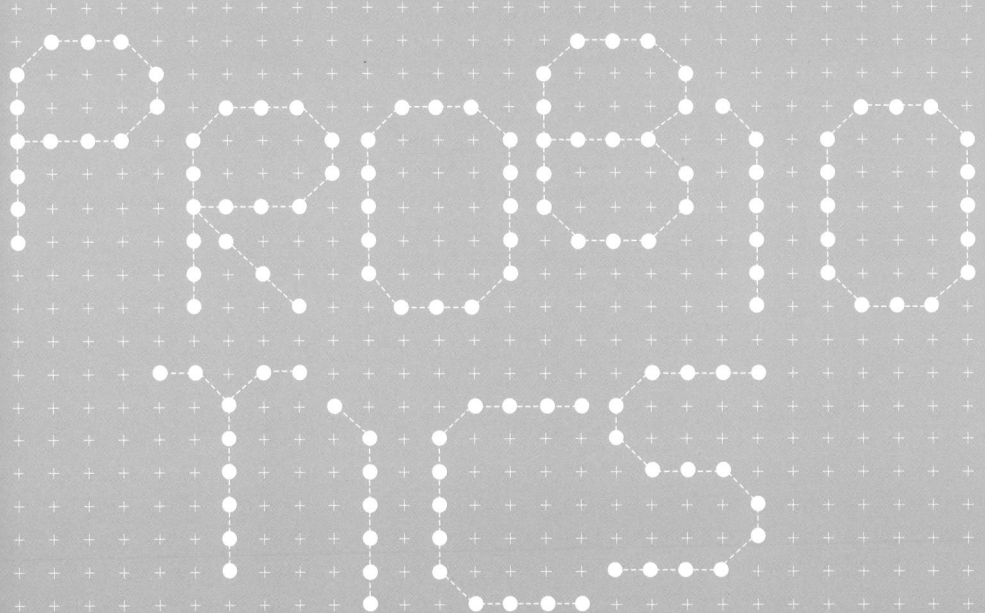

후천적 면역체계가 작동하려면
면역세포가 성장과 교육과정을 거쳐야 하는데,
여기에 관련된 것이 바로 유익균이다

✚ 든든한 수비대, 장내유익균

인간의 입장에서 바라보는 세균은 크게 유익균프로바이오틱스, 유해균, 무해균 세 가지로 나눌 수 있다. 말 그대로 유익균은 인체에 이로운 균이고, 유해균은 인체에 해를 주는 균, 무해균은 몸에 살고 있지만 해를 끼치지도 유익한 기능을 하지도 않는 균이라 하겠다.

지구상에 살아 숨쉬는 모든 생명체의 궁극적인 존재 의미가 '생존'과 '종족 번식'이듯이, 세균도 예외가 아니다. 세균은 이 두 가지 목적을 수행하기 위해 영양분을 섭취하고 배설한다. 균들이 무언가를 먹고 배설하는 과정에서 우리 몸에 해로운 것은 없애고 도움이 되는 대사산물을 형성하는 경우를 유익균이라 부른다. 반대로 인체에 해로운 물질을 만들고, 인체가 중화시킨 발암물질을 다시 원래 상태로 되돌리는 유해한 작용을 하는 세균을 유해균이라 일컫는다. 장에는 이러한 유익균, 무해균, 유해균이 모두 자리잡고 있다. 유익균이 유해균의 해로운 작용을 막으면서 서로 균형을 이루며 지내는 것이다.

장腸은 영양분이 인체로 들어오는 통로면서 또 한편으로 유해균의 침투가 일어나는 곳이기에, 인체에 필요한 영양분은 흡수하고 유해한 물질은 막아내는 기능을 동시에 수행한다. 즉 장은 좋은 흡수는 잘되게 하고, 나쁜 흡수는 막아야 하는 딜레마를 가지고 있다. 이때 장내유익균은 장벽막을 강화시키는 한편, 유해균을 억제하여 이러한 딜레마에서 장을 보호하는 역할을 한다. 하지만 외부적인 요인으로 유익균의 수가 줄어들면 장내 환경의 균형이 깨지고, 더 이상 세균 간의 조화로운 공존이 불가능해진다. 다들 한 번쯤 항생제를 먹고 며칠 후 변이 묽어진 경험이 있을 것이다. 바로 장내세균이 항생제에 손상되어 음식물의 대사작용에 문제가 발생한 경우다.

우리 몸은 유해균의 공격과 유익균의 방어가 24시간 일어나는 전쟁터다. 우리 몸을 성城에 비유한다면 튼튼한 몸을 둘러싼 피부는 성벽이고, 장은 바로 성으로 들어오는 입구다. 이 입구는 성의 내부와 외부를 연결해주는 통로로 식량이 유입되는 곳이자 적들의 침입이 가장 용이한 곳이다. 이 성문을 지키기 위해 면역세포의 80%가 성문 안쪽에 배치되어 있다. 위장관의 표면에는 표면적을 넓게 하여 영양분의 흡수가 효율적으로 일어나도록 수많은 주름이 잡혀 있다. 주름을 고려하여 위장관 전체 표면적을 계산하면 $300 \sim 400m^2$에 이른다. 테니스 코트보다 더 큰 면적인데, 이 넓은 곳에 장내세균이 서로 어울려 산다.

장내유익균은 성문을 지키는 든든한 수비대다. 위장관에 사는 유익균은 다양하며, 위치에 따라 수와 역할이 다르다. 보통 소장·대장에 가장 많이 존재하는데, 소장에서 대장으로 갈수록 수가 점차 증가한다.

구강

구강에 존재하는 세균의 종류는 500가지 이상으로 다양하다. 구강 점막과 치아에는 균들이 살고 있고, 타액 1mL에 들어 있는 균만 해도 수천~수백만 개에 이른다. 이들 대부분이 질환을 일으키지 않는 상주균이다. 하지만 스트렙토커스 무탄스균Streptococcus mutans이 증가하면 이가 썩는 치아우식증이 발생하며, 포르피로모나스 긴기발리스균Porphyromonas gingivalis과 같은 유해균의 수가 증가하면 잇몸 질환과 구취를 일으키는 원인이 된다.

위

소화관의 다른 부분에 비하여 위胃는 세균의 수가 상대적으로 적다. 상주균 또한 적은데, 이는 위의 환경이 다른 곳과는 현저히 다르기 때문이다. 소장·대장처럼 장벽에 상주균이 존재하면서 유해균이 장벽에 부착되는 것을 방지하는 경우와는 다르게, 위는 강한 산을 분비함으로써 음식물을 분해하는 소화기능과 유해균을 파괴시켜 소장에 도달하지 않도록 하는 보호기능을 동시에 담당한다.

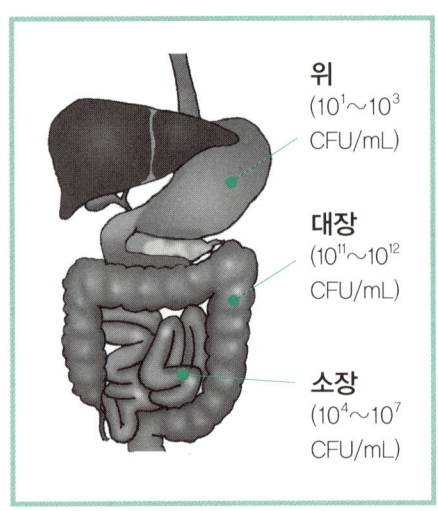

위, 소장, 대장으로 이동할수록 유익균의 수가 점차 증가한다.

소장과 대장

소장은 길이가 6~7m에 이르는 소화관으로 영양분의 소화와 흡수가 일어나는 중요한 부분이다. 유익한 장내세균은 이곳에서 면역조절과 유해균의 침입을 막는 기능을 담당한다. 대장은 소화 과정 중에 수분 흡수를 담당하는데, 장내세균 대부분이 이곳에 살면서 미처 분해되지 못한 음식물의 대사와 발효, 약물의 분해를 담당한다.

대변은 수분 75%와 장내세균 15%, 기타 잔여 음식물이나 죽은 세포 10%로 이루어져 있다. 장내세균의 대부분이 상주균이고, 유해균은 소수다. 수분과 장내세균을 제외한 10%는 소화되지 않은 음식물이나 죽은 세포로 구성되어 있다. 대변의 독특한 황토색은 우로빌리노겐Urobilinogen 때문이다. 우로빌리노겐은 간에서 만들어진 빌리루빈Bilirubin 색소가 담도를 거쳐 장으로 배설된 뒤, 장내세균에 의해 대사된 물질이다. 따라서 장내에 유산균이나 탄수화물이 많으면 우로빌리노겐이 산성화되어 대변이 황금색을 띠고, 육류 섭취가 많으면 염기성을 띠어 갈색으로 변한다.

장내세균의 전체 무게는 1kg을 넘고, 수는 100조에 달한다. 이들은 눈에 보이지 않지만, 인체의 대사작용에 직접 관여하는 중요한 존재다.

> **● 심화 상식**
>
> ## 제산제는 장에 좋을까?
>
> 대머리독수리는 죽어가는 동물의 머리 위에 큰 원 모양으로 서서히 날면서 먹잇감이 죽을 때까지 기다리는 것으로 잘 알려져 있다.
>
> 그런데 대머리독수리는 이미 죽어서 부패된 짐승을 먹고 사는데도 사람과 달리 식중독에 걸리는 일이 없다. 왜일까? 비밀은 바로 위에서 분비되는 위산에 있다. 대머리독수리의 위는 강산을 분비하여 썩은 고기에 들어 있는 독소나 유해균을 효과적으로 파괴시킬 수 있다.
>
> 대머리독수리에 비하면 강도의 차이는 있지만, 우리에게도 위산은 몸 안에 들어온 유해물질을 분해하는 1차 방어선이다.
>
> 하지만 위산을 중화시키는 제산제는 이 중요한 보호기능을 약화시키는 결과를 초래한다. 위염이나 속쓰림 때문에 제산제를 장기적으로 복용하는 경우, 유해균이 우리 몸에 쉽게 침입할 수 있어 장에 탈이 나기 쉽다. 또한 나이가 들면서 위산의 분비가 효율적으로 일어나지 못해 잦은 설사가 발생하는 원인이 된다.

✚ 건강한 장과 프로바이오틱스

현대인에게 유익균, 즉 프로바이오틱스가 필요한 이유도 바로 건강한 장을 만들기 위해서다. 우리는 오랜 기간 항생제를 사용하면서 자신도 모르는 사이에 장내 환경의 균형을 깨뜨리고 말았다. 프로바이오틱스는 장의 건강을 책임지고 면역력을 높이는 여러 가지 기능을 한다는 점에서 매우 중요한 존재다. 우리 몸에서 프로바이오틱스가 하는 역할은 크게 네 가지로 분류할 수 있다.

유해균의 침입을 막아준다

장 표면에는 영양분의 소화와 흡수가 쉽게 이루어지도록 수많은 주름이 잡혀 있는데, 울퉁불퉁한 장벽은 유해균이 부착하기 쉬운 환경을 제공한다. 유해균이 인체에 침입하여 장에 '감염'을 일으키려면 첫 단계로 장점막에 유해균이 부착되어야 한다. 장에 성공적으로 붙지 못하면 유해균이 들어오더라도 감염을 일으키지 못한다. 잘못된 음식을 두 사람이 같이 먹어도 한 사람은 식중독에 걸리고 한 사람은 멀쩡한 이유가 바로 여기에 있다. 이때 장내유익균은 불규칙한 표면을 가진 세포 돌기의 틈새에 먼저 자리를 잡고 살면서 유해균이 달라붙을 장소가 없게 만든다.

　유해균은 장상피세포막의 손상된 부위나 세포 사이의 틈을 통하여 우리 몸에 침입하기도 하지만 세포 표면의 특정 물질, 예를 들면

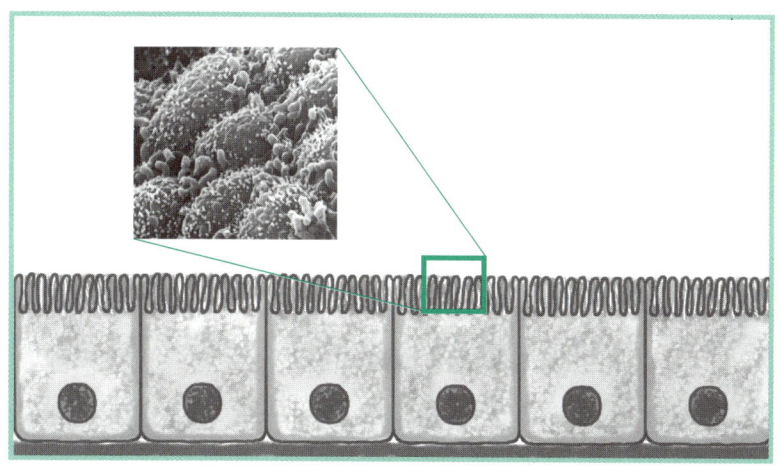
칫솔모 끝처럼 둥글게 생긴 장상피세포의 융기들 틈에 유익균이 부착해 있다.

세포수용체Cell Receptor에 부착하여 감염을 일으키기도 한다. 장내유익균은 이러한 물질에도 미리 부착하여 유해균의 감염을 예방해준다. 이와 같이 유익균들이 장소에 대한 경쟁을 통해 유해균을 억제하는 기전을 경쟁적 억제Competitive Inhibition라고 부른다.

한편 영양분에 대한 경쟁Nutriental Competition 또한 장내유익균이 자신의 몸을 바쳐 유해균과 싸우는 가장 중요한 이유다. 유익균은 생존에 필요한 영양분을 두고 적들과 뺏고 뺏기기를 반복하는 전쟁을 벌이는데, 건강한 상태에서는 수적으로 우세한 장내유익균이 유해균에 필요한 영양분을 경쟁적으로 소모하여 유해균의 성장을 억제한다.

유익균은 유해균의 성장을 저해시키는 박테리오신Bacterocins과 같은 항균물질을 형성하여 유해균의 성장을 억제한다. 또한 유산균이 형성하는 젖산은 산도pH를 낮추어 유해균이 살 수 없는 산성 환경을 형성한다. 대표적인 곳이 바로 여성의 질이다. 질내 상주균총 대부분을 구성하는 유산균은 산성물질을 형성하여 진균곰팡이과 유해균의 성장을 억제한다.

이렇듯 유익한 균은 자신이 살아갈 장소와 영양분을 제공해주는 숙주인간를 보호하기 위해 다양한 방법으로 유해균을 억제한다. 특히 장내유익균은 물리적·화학적·생리학적 기전을 통하여 우리 몸을 보호하기 때문에 장내유익균이 감소하면 인체가 감염에 취약해질 수밖에 없다.

장벽막을 강화해준다

우리 몸 전체를 싸고 있는 피부는 유해균의 침입을 막는 중요한 보호막이다. 백혈구가 침입한 유해균과 싸우는 군인과 같은 존재라고 할 때, 상피조직은 균의 유입을 막아주는 성벽에 비유할 수 있다. 장을 덮고 있는 상피세포도 엄밀한 의미에서 외부 환경에 노출되어 있는 피부의 일종이다. 하지만 장상피세포는 일반적인 피부와 달리 유해균의 침입을 막아주는 보호기능과 영양분의 흡수기능을 동시에 담당해야 하는 딜레마가 있다.

장에서는 영양분의 흡수가 상피세포들의 틈새를 통해서 일어나는 게 아니고 영양분이 직접 상피세포를 통과하여 흡수된다. 그래서 영양분이 효율적으로 흡수되도록 장 전체는 단 한 층의 상피세포가

● **심화 상식** ●

유익균은 착한 균이 아니라 현명한 균!

왜 프로바이오틱스 균은 자신의 목숨을 바치면서까지 인간을 보호하려고 할까? 인간을 사랑하기 때문에? 물론 그건 아니다. 유익균은 똑똑하기 때문이다.

유익균과 유해균은 모두 생존을 위해 살아갈 장소와 먹이영양분를 필요로 한다. 다만 유해균은 숙주가 어떻게 되든지 말든지 자신의 욕심만 채우고 숙주가 죽으면 또 다른 숙주를 찾는 장기적인 안목이 없는 균인 반면, 유익균은 숙주의 건강을 지키는 것이 자신의 생존과 직결되어 있다는 것을 아는 현명한 균이다.

장내세균총의 구성은 다윈의 자연선택설에 근거하여 설명할 수 있다. 유익균을 받아들인 인간은 생존할 확률이 높고, 유해균을 받아들인 인간은 살아남지 못한다. 건강한 상주균총은 엄마로부터 아기에게 전달되면서 인간의 진화를 통해 보존되고 수백만 년에 걸친 환경의 변화에 따라 수정되는 과정을 거친다. 결국 발전된 현명한 균을 받아들인 인간만이 유익균의 보호를 받게 된다.

덮고 있다. 여러 상피세포가 두껍게 쌓여 있으면 영양분이 여러 세포를 통과해야 하므로 영양분의 흡수가 힘들어지기 때문이다. 테니스 코트보다 더 큰 장 전체를 현미경으로만 볼 수 있는 작은 세포들

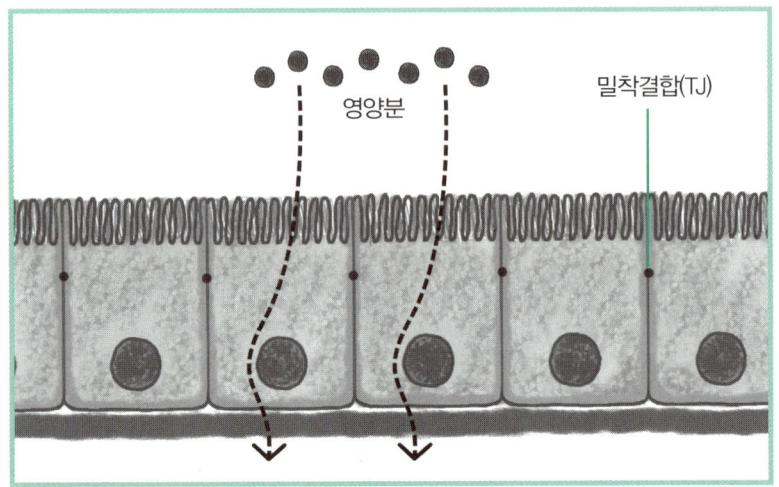

장상피세포가 능동적으로 흡수한 영양분은 세포를 통해 몸 안으로 유입된다.

이 한 겹으로 덮고 있는 모습을 상상해보자. 세포 안으로 흡수된 영양분이 몸 안으로 전달되기 훨씬 쉬워진다. 하지만 종잇장보다 얇은 장상피층은 쉽게 손상될 수 있으며, 손상 시 균이나 유해물질이 인체로 쉽게 침입할 수 있다.

그래서 장상피세포는 몸에 해로운 물질이 세포 사이를 통과하여 들어오는 것을 방지하기 위해 밀착결합 TJ, Tight Junction이라는 특수한 구조를 가지고 있다. 사각형으로 생긴 세포들이 촘촘히 마주 놓인 형태로 한 층의 세포막을 이루는데, 현미경으로 보면 마치 보도블록을 연상시킨다. 길에 블록을 놓을 때 얼마나 촘촘하게 놓느냐에 따라서 그 사이로 유입되는 빗물의 양이 결정된다. 블록을 느슨하게 놓으면 그 사이로 빗물이 유입되고 아래의 토사가 씻겨나가 결국 길이 울퉁불퉁하게 내려앉는다. 장상피세포도 마찬가지다. 세포와 세포 간의 틈이 얼마나 촘촘한지에 따라 유입되는 유해물질의 양이 결정된다. 밀착결합은 세포와 세포를 강하게 붙여주는 접착제 같은 존재로, 약 5nm나노미터 이하의 작은 물질만이 통과할 수 있을 정도로 세포와 세포 사이를 촘촘하게 만들어준다. 크기로 치면 약 11개의 아미노산에 해당한다.

장누수증후군

튼튼한 장이란, 장세포가 영양분을 능동적으로 흡수하면서 나쁜 물질이 장세포 틈으로 유입되는 것을 효과적으로 막아주는 상태를 말한다. 그런데 장벽막을 이루는 세포들 사이의 틈이 느슨해지면 장누수증후군Leaky Gut Syndrome이 발생하게 된다.

장누수증후군은 장벽막 약화로 일어나는 만성적인 염증반응과 그로 인해 발생할 수 있는 증상을 일컫는다. 느슨해진 세포들 사이로 유입된 유해물질이나 항원은 면역세포를 만나 면역반응을 일으키게 된다. 면역반응 때문에 발생한 염증 부위가 부으면서 세포와 세포 사이의 틈은 더욱 커진다. 이는 더 많은 항원물질의 유입과 염증반응이라는 악순환을 반복하게 만든다. 만성적으로 형성되는 염증물질은 혈류를 통해 다른 장기에도 문제를 일으킬 수 있다.

장누수증후군은 아직까지 의학적인 진단명보다는 만성염증반응으로 발생하는 다양한 질환을 설명하는 가설로 이해하는 것이 바람직하다. 하지만 아토피를 가진 아이들이 음식알레르기와 장 트러블

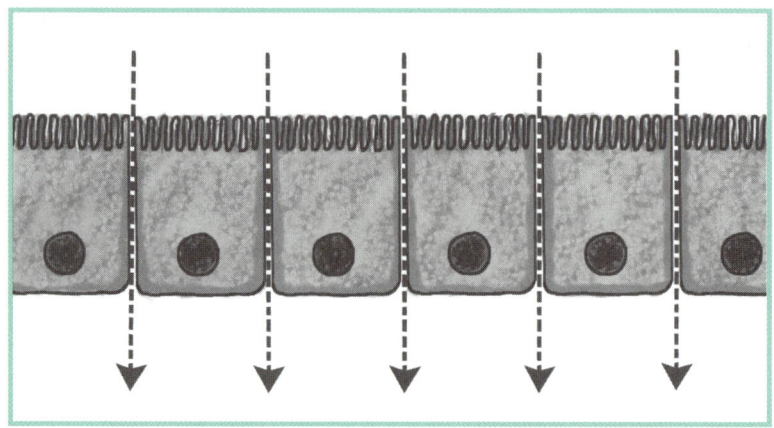

세포 사이의 틈이 느슨해지거나 장벽막이 약화되면 유해물질이 체내로 유입된다.

을 동시에 앓는 경우가 종종 있다는 사실은 장누수증후군이 생기는 원인에 대해 다시 생각하게 만든다.

　유익한 상주균은 장벽막의 견고함을 유지하기 위해 필수적인 존재다. 밀착결합의 형성을 돕는 유익균이 감소하면 상피세포 사이에 간격이 느슨해져 유해물질의 유입이 증가한다. 따라서 프로바이오틱스를 섭취하면 장내유익균이 증가하면서 밀착결합의 형성이 증가하고 장벽막이 강화될 수 있다.

　프로바이오틱스는 세포 파괴와 밀착결합의 손실도 예방할 수 있다. 살모넬라는 심한 설사와 복통, 구토 등 심각한 증상을 일으키는 식중독의 원인균이다. 살모넬라균에 오염된 음식물을 섭취하면 이 균이 침입한 후 장벽에 부착하여 장세포를 파괴한다. 2004년 오트 박사는 고농도의 프로바이오틱스가 살모넬라균에 의한 세포 파괴

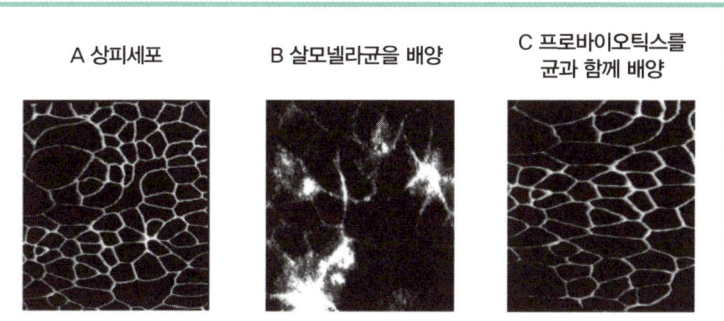

A: 세포들은 검은색, 세포 간의 접착을 돕는 밀착결합은 하얀 선으로 보인다.
B: 살모넬라균이 상피세포와 밀착결합을 파괴하는 것이 관찰된다.
C: 프로바이오틱스(VSL#3)가 살모넬라균으로 인한 밀착결합과 상피세포의 파괴를 막아주는 것이 관찰된다.

©Am J Physiol Gastrointest Liver Physiol (2004)

를 막아준다는 논문을 발표했다. 살모넬라균은 보호막 역할을 담당하는 장상피세포를 파괴하여 인체에 침입하는데, 프로바이오틱스는 상피세포를 강화시키고 밀착결합 형성을 증가시키면서 장벽막 강화에 기여했다.[1]

장벽에는 코팅막을 형성하여 장상피세포가 소화효소나 산(酸)으로부터 손상되지 않도록 하는 역할의 뮤신이 존재한다. 뮤신은 장상피세포가 분비하는 젤 같은 점성을 가진 물질로 유해균이 장벽에 붙지 못하도록 보호막을 형성한다. 장내유익균은 장상피세포의 뮤신 형성을 증가시키는 기능을 담당한다. 좋은 프로바이오틱스를 섭취하면 뮤신의 형성이 증가한다.[2]

대사작용을 돕는다

장내유익균은 위에서 분해되지 못한 음식물이 인체에 쉽게 흡수되도록 효소를 분비하여 소화를 돕는다. 또한 우리 몸이 분해하지 못하는 섬유질과 다당류를 발효시켜 단쇄지방산SCFA, Short Chain Fatty acids이라는 물질을 형성한다. 장내세균의 발효과정에서 생성되는 단쇄지방산은 아세트산Acetic acid, 뷰티르산Butyric acid, 프로피온산Propionic acid으로 나뉜다. 뷰티르산은 대장상피세포의 중요한 에너지원으로 사용되며, 장상피세포가 필요로 하는 에너지의 70%를 제공한다. 뷰티르산의 장염 감소, 항암효과는 잘 알려져 있다. 아세트산과 프로피온산은 주로 지방과 콜레스테롤의 형성과 대사에 관여한다.

이외에도 장내유익균은 약물의 분해와 흡수, 장의 수분흡수, 비타민 형성 등 다양한 대사작용에 관여한다. 화학약물의 대사와 흡수에 관여하는데, 특히 인공적으로 합성된 유기화학물인 제노바이오틱스Xenobiotics 분해에 중요한 비중을 차지한다. 이종원자고리아민HCAs, Heterocyclic amines 같은 발암물질을 제거하거나 분해하는 데에도 도움을 준다. 또한 비타민 K, B_1, B_6, B_{12} 등의 형성에 관여하며 칼슘, 철분, 마그네슘 이온의 흡수율을 증가시키는 역할을 한다.

건강한 면역체계를 형성한다

프로바이오틱스의 역할 중에서 면역조절기능을 빼놓을 수 없다. 장내유익균이 장 건강에 도움을 주는 것은 이해하겠지만, 면역조절에도 관여한다는 사실은 다소 생소한 부분일 수 있다. 하지만 유익균의 면역조절기능은 의학적으로 이미 검증되었으며, 프로바이오틱스를 사용하여 알레르기 등 다양한 면역 관련 질환을 극복하려는 연구가 활발히 진행되고 있다.

'면역과 균'의 상관관계를 이해할 수 있는 열쇠는 면역세포가 사는 장소다. 면역세포의 80%가 장에 살고 있는데, 대부분이 장벽 안쪽에 존재하는 림프조직GALT, Gut Assocated Lymphoid Tissue에 살면서 장의 환경과 끊임없는 소통을 한다. 이 과정을 통해 면역세포는 각각의 세포가 수행해야 할 기능을 습득한다. 이때 장내유익균은 면역세포가 과민한 면역반응을 일으키지 않도록 돕는다. 유익균이 감소하면 면역세포의 성장과 교육이 정상적으로 진행되기 어렵고, 음식알레르기나 아토피피부염과 같은 과민성 면역질환을 일으키는 원인이 될 수 있다. 프로바이오틱스의 면역조절기능은 파트3 '세균이 병을 치료한다'에서 자세히 살펴보기로 한다.

✚ 면역과 프로바이오틱스

우리가 살고 있는 생태계는 생존을 위한 치열한 전쟁터다. 인체는 수많은 유해균과 유해물질로부터 끊임없이 공격받고 있다. 면역체계Immune System는 이러한 외부의 침입을 막고 몸 안에 있는 유해인자를 찾아내어 제거함으로써 인체를 보호한다.

면역체계는 한마디로 컴퓨터 백신프로그램과도 같다. 백신프로그램처럼 소리 없이, 하지만 24시간 동안 작동하며 우리 몸을 지켜주는 중요한 기능을 수행한다. 면역체계는 외부에서 병균과 같은 유해한 물질이 몸 안에 들어오지 못하도록 방어하고 들어온 유해물은 제거하는 기능도 하지만, 세포 유전자가 손상되면 정상적으로 복구하는 기능도 수행한다. 또한 유전자의 손상과 변형으로 세포가 암세포로 변이될 경우, 변종세포를 찾아내 없애는 역할을 한다.

따라서 면역체계에 이상이 생기면 유해물질로부터 몸을 보호하는 기능만 저해되는 것이 아니라 우리 몸과 이물질을 구별할 수 있는 기능에도 문제가 생긴다. 그렇게 되면 몸의 조직이나 세포를 스스로 파괴하는 자가면역질환이 발생할 수 있다. 암세포로 변이된 세포를 인지하여 제거하는 기능에 문제가 생겨 암에 걸릴 확률도 높아진다. 면역체계가 인체에 무해한 물질을 유해한 물질로 오인할 경우, 알레르기질환을 일으킬 수도 있다.

면역체계는 피부와 면역세포로 구성된 선천적 면역체계와 출생 이후 다양한 자극에 반응하여 얻어지는 후천적 면역체계로 나눌 수 있다. 처음 컴퓨터 백신프로그램을 설치하면 알려진 대부분의 컴퓨터바이러스에 대항할 수 있는데, 구입하자마자 설치한 프로그램이 바로 선천적 면역체계Innate Immunity라고 할 수 있다. 균이 우리 몸에 침입하지 못하도록 방어막을 형성하는 피부와 음식물과 함께 들어온 균을 파괴하는 강력한 위산과 같이 태어날 때부터 가진 방어기전이 선천적 면역체계의 대표적인 사례다.

프로그램 개발 당시 존재하는 바이러스를 처리할 수 있는 기능을 갖춰 놓았지만, 새롭게 발생하는 바이러스에 대항하기 위해서는 설치 후에도 백신프로그램을 주기적으로 업데이트시켜야 한다. 이것이 바로 후천적 면역체계Acquired Immunity다. 후천적 면역체계가 기능을 발휘하기 위해서는 '교육과정'을 거쳐야 한다. 면역반응이 일어나기까지 시간이 걸리기 때문에 다소 신속하지 못하다는 단점이 있지만, 이 과정을 거치면 더욱 정확하고 강도 있는 면역기능을 수행할 수 있다. 대표적인 예로 항원에 대한 항체반응이 있다. 일반적으로 감기에 걸리면 한번에 낫지 않고 며칠 동안 고생하다가 차차 회복되는 과정을 거친다. 후천적 면역체계가 침입한 바이러스에 대한 항체를 만드는 데 시간이 걸리기 때문이다. 이렇게 감기 바이러스가 코점막에 붙지 못하게 하는 콧물을 포함한 1차 방어선선천적 면역체계이 뚫리면 후천적 면역체계는 항체를 만들어 이들을 물리치는 기능을 수행하게 된다.

후천적 면역체계가 정상적으로 작동하기 위해서는 면역세포가 만들어진 후 성장과 교육과정을 거쳐야 하는데, 이때 밀접하게 관련되어 있는 게 바로 유익한 상주균이다. 유익균은 장에 존재하면서 면역세포들이 상주균과 같이 무해한 세포를 인지하여 면역반응을 일으키지 않고, 유해한 세포를 구별하여 적절한 면역반응으로 제거시키는 기능을 배우는 데 중요한 역할을 한다.

그런데 이렇게 중요한 우리의 면역기능에 문제가 생기기 시작했다. 최근 20년간 아토피를 포함한 알레르기질환, 암, 자가면역질환이 꾸준히 증가하고 있다. 굳이 통계자료를 들지 않아도 이제는 주위에서 한두 명쯤 볼 수 있는 흔한 질환이 되었다. 이 질환들은 예전에 비해 발병률이 증가하고 있어 '현대병'이라 불리기도 하고, 식생활과 주거환경의 변화, 대기·수질오염 등과 같은 환경 변화와 연관되어 '환경성질환'으로도 불린다. 아토피피부염, 알레르기비염, 천식, 음식알레르기와 같은 알레르기질환과 류마티스성 관절염, 일형당뇨 같은 자가면역질환 그리고 폐암, 대장암과 같은 종양성질환 모두가 환경성질환이다.

2008년 환경부가 발표한 자료에 따르면 아토피피부염, 알레르기비염, 천식, 폐암 등 주요 환경성질환을 앓는 환자가 우리나라 전체 가구의 10% 이상인 것으로 밝혀졌다. 환경성질환을 앓는 환자의 증가율도 심각한 상황이다. 지난 2002년 555만 명에서 2007년에는 718만 명으로 급증했다. 5년 사이에 환자의 수가 20% 증가한 것이다. 이러한 속도로 증가한다면 조만간 환경성질환에 취약한 어린이와 노인 대다수가 이 질환으로 고생하리라는 암울한 미래가 그려진다.

환경성질환은 피부, 코, 기관지, 장점막, 관절, 췌장, 폐 등 인체의 여러 부위에서 발생한다.* 언뜻 공통점이 없는 별개의 병 같지만, 자세히 들여다보면 환경성질환은 발생하는 위치와 모습만 다를 뿐 현대인의 면역체계 이상으로 생기는 '만성염증'이라는 동일한 뿌리를 가진 질환들이다.** 만성염증은 암 발생과도 연관이 있기 때문에 중요하다.

아이는 지저분하게 키워라?

아토피, 음식알레르기, 알레르기비염, 천식과 같은 질환이 증가하는 이유를 설명하는 가장 설득력 있는 학설이 위생설Hygiene Hypothesis이다. 위생설에 따르면, 위생의 향상으로 유아 시절에 균과 접촉할 기회가 줄어들었고, 이로 인해 몸의 면역체계가 정상적으로 형성될 수 있는 기회가 없어져서 알레르기, 자가면역과 같은 과민반응을 보이게 되었다는 것이다.

이 학설의 기원은 40여 년 전으로 거슬러 올라간다. 1976년 캐나다의 제라드 교수는 도시 사람들이 시골 사람들에 비해 알레르기 질환에 걸릴 확률이 높은 것을 관찰하고 이를 《알레르기학회연보

---

* 차례대로 아토피, 비염, 천식, 음식알레르기, 류마티스성 관절염, 일형당뇨, 폐암.
** 아토피는 비정상적으로 과민한 체질을 총칭하는 단어다. 일반적으로 말하는 아토피는 아토피피부염(炎)의 줄임말이며, 비염과 천식은 알레르기 때문에 코와 기관지에 발생하는 염증반응이다.

Annals of Allergy》에 발표했다. 그는 "의학의 발달이 우리를 감염질환으로부터 자유롭게 해주었지만 그에 따른 부작용은 현대인이 지불해야 할 대가"라고 기술했다.[3]

1989년 런던 대학의 스트라칸 교수는 영국 어린이 1,700명의 의료 기록을 바탕으로 알레르기와 가족 구성원의 관계를 연구했다. 그는 나이 많은 형제가 있는 아이들이 알레르기가 발생할 확률이 낮다는 결과를 발표하여 위생설의 근간을 제공했다.[4] 첫아이가 태어났을 때는 위생관념이 지나칠 정도로 철저했지만, 둘째부터는 그렇지 못한 기억을 가진 부모라면 쉽게 이해가 갈 것이다. 첫째에 비해 관대한 위생 환경에서 자라는 둘째들은 일반적으로 균과 접촉하는 빈도나 종류가 더 다양하다.

2002년에는 크레이머 교수가 위의 사실과 맥락을 같이하는 흥미로운 논문을 발표했다. 유아원에 가는 시기가 빠를수록 아이에게 알레르기가 발생할 확률이 낮다는 것이다. 크레이머 연구팀은 핵가족 가정의 아이들 669명을 대상으로 아토피와 유아원에 입학한 시기를 비교 분석해보았다. 그 결과, 한 살 전에 유아원을 입학한 아이에 비해 첫돌이 지난 후부터 두 살 사이에 입학한 아이의 아토피 발생률이 두 배나 높았고, 두 살 이후에 입학한 아이는 거의 세 배에 달했다. 일찌감치 다양한 균에 노출되는 것이 건강한 면역 형성을 위해 중요하다는 사실이 과학적으로 밝혀진 것이다.[5]

크레이머 교수 외에도 2002년에는 위생설을 뒷받침하는 중요한 논문이 많이 발표되었다. 독일 하노버 의대의 웨너 교수팀은 부모의 사회적·경제적 지위가 높을수록 자녀에게 아토피가 생길 가능성이 높아진다는 논문을 발표했으며, 영국 브리스톨 대학의 셰리프 교수팀은 위생관념이 뛰어난 부모 밑에서 자란 아이일수록 알레르기성 기관지염이나 피부염에 걸릴 확률이 높다는 논문을 발표했다. 경제적 조건이 좋아질수록 주거환경의 청결도가 높다고 볼 때, 지나친 위생상태는 면역기능 형성을 저해할 수 있다.[6]

2011년에는 독일, 스위스, 오스트리아에 살고 있는 아이들을 대상으로 시골 아이들이 천식에 덜 걸리는 이유를 밝힌 흥미로운 논문이 발표되었다. 시골에 사는 아이와 도시에 사는 아이의 천식 발병률 차이를 알아보기 위해 아이들이 자는 방과 침대에 있는 먼지를 채취하여 박테리아와 곰팡이의 종류와 양을 검사했다. 실험 결과, 박테리아와 곰팡이에 노출량이 많은 시골 아이들이 도시 아이들보다 천식과 아토피에 걸릴 확률이 낮았으며, 노출량에 따라 천식 발생률이 감소하는 것으로 밝혀졌다.[7]

위생설에 의하면, 다양한 미생물과의 접촉이 건강한 면역체계 형성에 중요하다. 그리고 그 시기는 빠를수록 유리하다. 그렇다면 아이들이 균에 노출되도록, 그래서 건강한 면역체계가 형성될 수 있도록 적당히 지저분하게 키워야 하는 것일까? 아이가 적당히 감기에 걸리도록 손을 자주 씻기지 말아야 하는 것일까? 하지만 어떤 연구에서도 어릴 적에 자주 아팠던 아이가 커서 튼튼해진다고 이야기하지 않는다. 균에 '적당히' 노출되는 것이 건강에 도움이 될 수 있다면 과연 어떻게 해야 하는 것일까?

이에 대한 해답은 '어떤 균에 노출되느냐'는 데서 찾을 수 있다. 몸에 살고 있는 상주균 대부분은 병을 야기시키지 않을 뿐만 아니라 유해균의 성장을 경쟁적으로 억제하는 역할을 담당한다. 유익균은 병원균이 자라지 못하도록 하고, 몸의 면역세포가 정상적으로 기능을 형성하는 데 영향을 준다. 건강한 면역체계가 형성되기 위해서는 유익한 균, 즉 프로바이오틱스가 필수적이다.

● **심화 상식** ●

깨끗한 장이 건강할까?

무균쥐Germ-free Mouse는 장내세균의 존재가 얼마나 건강에 중요한지를 설명하는 좋은 사례다. '무균쥐'란 출생하는 과정부터 사육되는 전 기간 동안 균과의 접촉을 인위적으로 통제하여 장을 비롯해 몸에 균이 전혀 없는 쥐를 말한다.

균이 없는 깨끗한 장을 가진 쥐라면 건강한 장을 가졌을 것이라고 생각하는 게 일반적이다. 하지만 현미경으로 무균쥐의 장을 관찰해보면 예상외의 결과를 알 수 있다. 무균쥐의 장세포들은 정상적으로 발육되지 못했으며, 장 근육의 발달이 잘 이루어지지 못하고 소화효소 활성도의 감소로 소화장애도 보인다.

또한 면역기능이 약화되어 있다. 무균쥐는 장 면역에 중요한 면역글로불린A(유해균의 부착을 막는 항체)를 형성하는 B림프구의 수가 일

> 반 쥐에 비해 1/10밖에 관찰되지 않는다. 정상적인 면역기능을 위해 필요한 사이토카인의 형성이 감소하고, 면역세포의 수와 기능이 감소되는 것이 관찰된다. 면역기능의 약화는 무균쥐를 감염에 취약하게 만든다. 무균쥐 모델은 유익균의 존재와 건강은 분리될 수 없다는 사실을 보여준다.

✛ 새롭게 밝혀진 면역조절 효과

백혈구는 우리 몸을 유해한 자극으로부터 지켜주는 면역체계를 구성하는 세포들이다. 백혈구는 군대에 비유할 수 있다. 군 조직이 정상적으로 기능하기 위해서는 전투병뿐만 아니라 통신병, 의무병, 운전병과 같은 다양한 구성이 필요한 것처럼 인체를 지키는 백혈구도 공격성을 가진 세포뿐만 아니라 이들이 적절히 기능할 수 있도록 협조하는 다양한 성향의 세포가 존재한다.

도움T 세포 T-helper Cell는 다양한 면역세포 중의 하나다. 면역기능의 이상을 어떻게 유익균이 바로잡을 수 있는지를 이해하기 위해서는 이 도움T 세포의 기능에 대한 이해가 먼저 필요하다. 도움T 세포라는 이름에서 엿볼 수 있듯이, 이 세포는 전투병과 같은 공격성을 가진 면역세포가 아니다. 항체의 형성과 같이 다른 면역세포가 유해인자를 물리치기 위해 무장하는 데 도움을 주는 역할을 담당한다.

하지만 도움T 세포가 공격성이 없다고 해서 이 세포의 중요성을 결코 간과해서는 안 된다.

에이즈AIDS는 도움T 세포의 중요성을 잘 보여준다. 에이즈를 일으키는 HIV 바이러스에 감염된 환자가 면역결핍으로 죽음에까지 이르게 되는 이유는 이 바이러스가 감염시키는 세포 중의 하나가 바로 도움T 세포이기 때문이다. 아무리 건강한 면역세포를 가진 사람이라도 도움T 세포가 HIV 바이러스에 감염되어 제 기능을 수행하지 못하면 면역체계가 정상적으로 작동하지 못해 결국 사망에 이를 수 있다.

사격개시 vs. 사격중지

모든 전투에는 시작이 있으면 끝이 있다. '사격개시' 명령이 있으면 '사격중지' 명령도 있다. 면역체계도 마찬가지다. 유해인자가 침입하여 면역세포가 공격을 시작했다면 이 공격은 언젠가 끝나야 한다. 면역세포가 공격을 시작하는 시점은 침입한 유해인자가 인지되는 시점이고, 유해인자가 제거되는 시점이 면역세포가 공격을 중지하는 시점이다. 면역세포가 유해인자를 제거하기 위해 염증반응을 일으켰다면 유해인자가 성공적으로 제거된 후에는 염증반응이 끝나고 손상된 조직의 재생이 시작되어야 한다. 현대인에게 증가하는 면역질환은 염증이 시작된 후 끝나지 못하고 만성화되면서 발생한다는 특징이 있다.

의학계에서도 면역체계가 스스로 면역반응의 시작과 끝을 조절하는, 즉 스위치를 켜고 끄는 자가조절 시스템이 있다는 것을 알고 있었다. 하지만 염증반응을 일으키는 면역세포의 존재와 역할은 잘 밝혀진 반면, 염증을 억제하는 세포의 존재는 그동안 발견하지 못했다.

도움T 세포는 Th-1과 Th-2로 나누어지는데, Th-1 세포들은 선천적 면역체계_{세포성 면역체계}에 관여하고, Th-2 세포들은 후천적 면역체계_{체액성 면역체계}에 관여한다. 1980년대부터 의학계에서는 Th-1과 Th-2 두 면역세포가 서로 균형을 이룰 때를 정상적인 면역체계 상태라고 생각했다. 이를 'Th-1/Th-2 균형 가설Th-1/Th-2 Balance Theory'이라 한다. 이 학설은 1990년대 중반까지 지배적으로 사용되었다.

이 학설에 따르면, Th-1 세포와 Th-2 세포의 형성이 한쪽으로 치중되면 면역체계에 불균형이 초래된다. Th-1 세포가 지나치게 형성되면 류마티스성 관절염과 같은 자가면역질환이 생길 확률이 높아지고, 반대로 Th-2 세포가 지나치게 형성되면 아토피 같은 알레

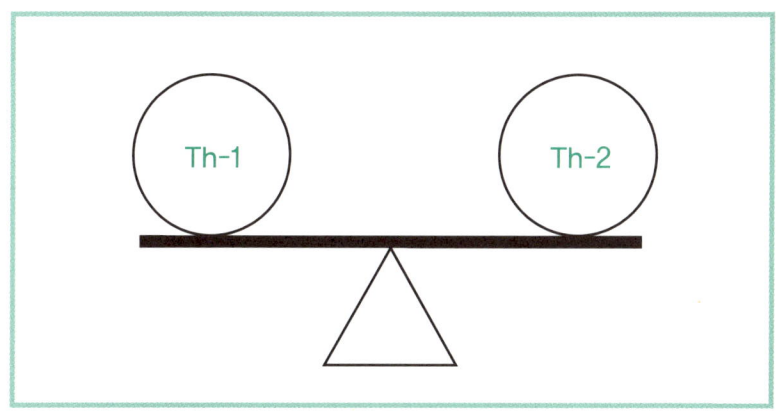

면역체계가 정상인 상태

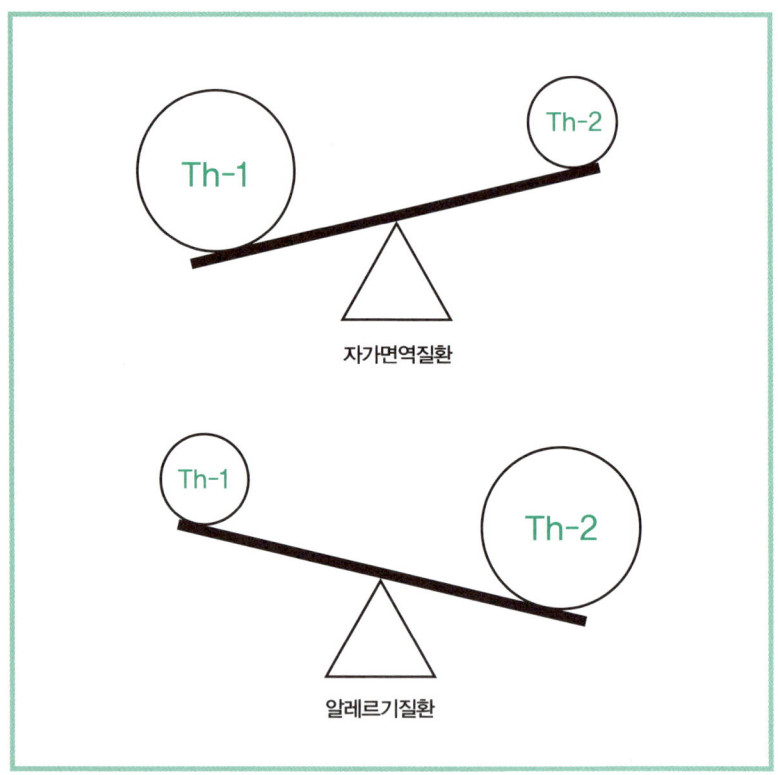

면역체계가 불균형한 상태

르기질환의 발생률이 높아진다. 이 가설은 다양한 세포들이 관여하는 복잡한 면역체계를 설명하기에는 지나치게 단순하다는 지적이 있기는 하지만 지금까지도 면역체계를 설명하는 중요한 도구로 사용된다. 하지만 자가면역질환과 알레르기질환이 함께 관찰되는 환자들을 설명하기 어렵다는 한계가 있었다.

그러다가 1990년대 중반에 드디어 염증을 억제하는 기능을 가진

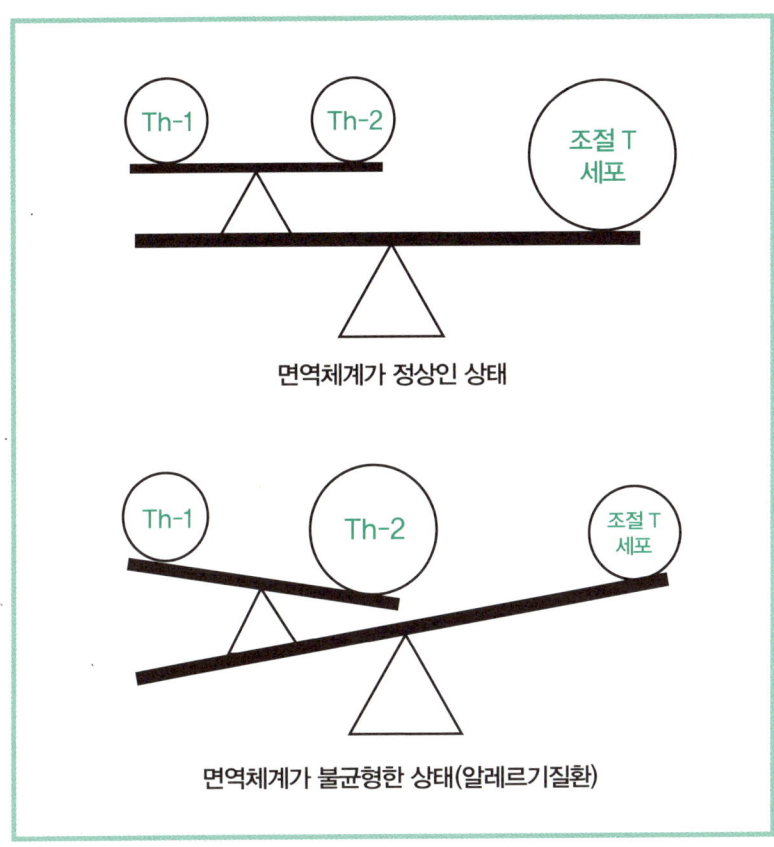

건강한 상태는 Th-1, Th-2 세포와 조절T 세포가 균형을 이루고 있지만 Th-2 세포의 활성화로 균형이 깨지면 알레르기질환이 나타난다. 이때 프로바이오틱스는 조절T 세포의 재활성화를 돕는다.

T 림프구인 조절T 세포T reg, Regulatory T Cell의 존재가 밝혀지면서 면역체계를 이해하는 새로운 장이 열렸다. 조절T 세포의 가장 중요한 기능은 항염증Anti-inflammatory 반응이다. 면역세포가 일으키는 염증반응의 시작을 사격개시 명령에 비유한다면, 조절T 세포가 만드는 인터

루킨-10$_{IL-10}$이라는 사이토카인은 사격중지 명령에 해당한다. 정상적인 면역체계는 필요한 만큼의 염증반응으로 유해인자를 제거한 뒤, 염증반응이 자연적으로 중단되어야 한다. 하지만 면역기능이 불균형한 상태에서는 염증반응을 중단시키는 기능에 문제가 생기는데, 이는 조절T 세포의 기능 감소와 연관되어 있다.

조절T 세포의 발견은 그동안 의학계가 풀지 못했던 면역체계의 작동기전을 이해하는 데 결정적인 단서를 제공하게 되었다. 또한 프로바이오틱스의 가장 중요한 면역조절 기전이 바로 조절T 세포의 증가와 염증감소 반응을 담당하는 인터루킨-10의 형성을 통해서 이루어진다는 사실이 밝혀졌다.[8]

✛ 아기가 세상에서 처음 만나는 친구

자신의 아이가 잘 먹고 잘 싸기를 바라는 것은 모든 부모의 가장 기본적인 바람이다. 누구나 매일같이 하는 당연한 일처럼 생각될 수도 있지만, 설사나 변비와 같은 장 트러블로 고생하는 아이의 엄마라면 이토록 평범한 생리현상이 얼마나 큰 축복인지를 잘 알고 있다. 엄마가 아무리 좋은 것을 먹이더라도 아이가 음식을 잘 소화시키지 못하면 아무 소용이 없다. '내 아이가 어떤 것을 먹느냐' 만큼이나 중요한 것이 바로 '내 아이의 장이 얼마나 튼튼하냐'다.

태아는 엄마의 몸 안에서 무균상태로 성장한다. 무균상태인 양

수가 들어 있는 양막으로 둘러싸여 외부 환경으로부터 보호받는다. 그리고 분만 시 엄마의 산도産道를 지나는 과정에서 처음으로 균들과 만난다. 앞에서 설명했듯이, 여성의 질에는 유산균이 살고 있기 때문에 출산 시 아기와 엄마의 유산균이 자연스레 만난다. 출산과정에서 양수가 터지면서 질벽에 부착된 유산균과 섞이게 된다. 아기는 산도를 통과하는 과정에서 이것을 삼키게 되고, 이 균들이 아기의 장에 도착하여 정착하는 것이다. 특히 갓 태어난 아기는 아직 위산을 형성하지 않기 때문에 엄마의 유산균이 파괴되지 않고 아기에게 그대로 전달될 수 있는 절호의 기회다.

무균상태로 자라던 아기가 세상에 태어나서 처음으로 만나는 균은 장 곳곳에 좋은 자리를 선점하고, 유해균의 부착을 방해하는 기능을 수행한다. 장에 처음으로 도달하여 정착하는 균을 1차 집락균First Colonizer이라고 한다. 1차 집락균은 미국 개척 시대의 영화에 나오는 주인 없는 황량한 허허벌판에 먼저 자리를 잡는 사람들과 같다. 가장 먼저 도착한 이들이 그 땅의 주인이 되는 것처럼 1차 집락균은 평생 함께 살아갈 상주균이 될 수 있는 중요한 존재다.

아기의 장내세균 구성

자연분만으로 태어나는 아기와 달리 제왕절개로 태어나는 아기는 엄마로부터 좋은 균을 물려받을 기회를 잃게 된다. 1999년에 발표된 한 논문에 의하면, 자연분만으로 출산한 아기에 비해 제왕절개로 태어난 아기의 대변에서 유익균인 락토바실러스와 비피도박테리아의 수가 낮게 나왔고, 유해균인 클로스트리듐 퍼프린젠스C. pertringens가 상대적으로 많이 검출되었다. 분만하는 과정에서 아기가 산모의 상주균과 접촉할 기회가 없었을 뿐 아니라 수술 후 합병증을 예방하기 위해 산모에게 항생제를 투여했기 때문이다.[9] 제왕절개로 태어난 아기들이 유익한 상주균을 만나지 못한다는 사실은 이 논문이 발표된 지 10년이 지난 2010년에 다시 한번 검증되었다. 자연분만으로 태어난 아기는 출산과정에서 엄마의 산도에 사는 다양한 유익균을 물려받지만, 제왕절개로 태어난 아기는 산도를 지나지 않기 때문에 엄마의 피부에 사는 포도상구균이나 병원 환경에 사는 균을 일차적으로 받아들이게 된다.[10]

또한 임신 중에 항생제를 복용하면 임산부의 몸에 살고 있는 유익균총이 항생제 때문에 파괴되어 아기가 자연분만으로 태어나더라도 엄마로부터 좋은 균을 받지 못한다. 좋은 균을 물려받은 경우라도 장내세균총이 완성되지 않은 아기가 항생제를 복용하게 되면 건강한 장내세균총을 형성하는 데 부정적인 영향을 받는다. 특히 미숙아로 태어나 병원에 오래 머무른 아기나 항생제를 자주 사용한 아기의 경우, 건강한 장내세균을 형성하는 데 어려움을 겪는다.

실제로 2002년도 영국 아이들 3만 명의 건강기록을 연구했더니, 출생 후 1년 안에 항생제를 복용한 아이가 천식, 아토피피부염 같은 알레르기질환에 걸릴 확률이 높았다. 또한 항생제를 얼마나 많이 복용했는지도 발병률과 밀접한 관련이 있었다.[11]

알레르기를 가진 아기의 장내세균을 분석해보면 유익균의 수가 적은 것이 관찰된다. 스웨덴과 에스토니아에서 태어난 아기를 대상으로 대변을 3개월마다 검출했다. 두 살이 되었을 때 아토피가 발생한 아기와 건강한 아기로 나누어 세균 구성의 차이를 비교했다. 아토피가 생긴 아기의 경우, 비피도박테리아와 같은 유익균의 수가 적고 클로스트리듐이나 포도상구균과 같은 유해균의 수가 상대적으로 높았다.[12]

엄마가 아기에게 물려줄 수 있는 좋은 균이 없다면 아기는 좋은 상주균을 형성하는 데 어려움을 겪는다. 엄마의 몸에 살고 있는 유익균이야말로 아기에게 물려줄 가장 소중한 재산인 셈이다.

아기는 출생한 지 한 달이 지난 후부터 위벽에서 위산을 분비하기 시작한다. 위산은 유해균을 파괴시켜 유해물질의 침입을 막지만, 유익균 또한 파괴시킨다. 위산이 아직 분비되지 않는 출산 직후는 아기의 장에 유익균이 파괴되지 않고 효율적으로 전달될 수 있는 절호의 기회다. 하지만 역으로 유해균의 침입에 무력한 시기기도 하다. 이때 유익균이 빨리 장에 도착하는 것이 중요한데, 그래서 아기의 수유 방법이 중요하다.

무균상태인 엄마의 몸 안에서 안전하게 지내던 태아가 출산 후 맞이하는 것은 유해요소가 많이 존재하는 위험한 세상이다. 아기의 후천적 면역기능이 형성되기 전까지는 면역기능의 효율성이 제한된다. 아기는 출산과정뿐 아니라 모유를 통해서도 엄마에게 유익균을 물려받는다. 모유에는 영양소뿐만 아니라 다양한 면역물질이 들어 있어 아기의 미완성된 면역체계를 보조해준다. 특히 초유는 유해균이 장벽에 달라붙지 못하도록 하는 항체Ig A가 다량 함유되어 아기의 건강을 지켜준다. 1983년 요시오카 박사가 생후 6일 된 아기를 모유를 먹는 집단과 분유를 먹는 집단으로 나눠 장내세균을 검사했다. 그 결과, 모유를 먹는 아기는 대장균과 같은 엔테로박테리아에 비해 유익한 비피도박테리아의 수가 1000:1의 비율로 월등히 많은 반면, 분유를 먹는 아기는 오히려 엔테로박테리아가 비피도박테리아보다 10배나 많았다. 모유에 비피도박테리아균의 증식을 돕는 물질Bifidogenic이 다량 함유되어 아기의 장내유익균 증가에 기여한 것이다.[13]

아기는 출산과정에서 엄마의 상주균을 물려받고 그 후에도 수유와 끊임없는 스킨십을 통해 엄마로부터 상주균을 얻게 된다. 무균상태로 태어난 아기의 장에 다양한 균이 자리를 잡는데, 태어나서 3개월 안에 만난 균이 평생을 같이할 상주균총을 결정하는 중요한 요소다. 특히 대표적인 유익균 비피도박테리아의 수가 갓 태어난 건강한 아기의 장에 현저히 증가하게 된다. 비피도박테리아는 모유를 먹는 아기의 장내세균의 99%를 차지한다. 아이는 한 살이 될 무렵이면 성인과 장내세균 구성이 비슷해진다.

나이에 따른 장내세균 변화

장내세균의 구성은 한동안 변화 없이 유지되다가 나이가 들수록 건강한 장에서 주를 이루던 비피도박테리아균의 수가 감소하고 건강 문제를 야기시킬 수 있는 클로스트리듐, 엔테로박테리아균의 수가 증가한다.[14] 유익균이 감소하면서 유해균의 억제효과도 감소하기 때문이다. 65세 이상 연령층이 병원을 찾는 가장 빈번한 이유도 바로 장기능과 관련된 문제다. 선진국의 경우 설사로 사망하는 환자 중 85%가 고령환자다. 특히 고령환자들은 유해균인 클로스트리듐 디피실C. difficile로 인한 설사병에 걸릴 확률이 높다. 이는 장내세균의 구성이 나이에 따라 변화하는 것과 무관하지 않다.

유럽 4개국에서 청년층과 65세 이상 노년층 총 230명을 대상으로 장내세균 구성을 비교했을 때, 65세 이상에서 유해한 장내세균의 수가 상대적으로 높았으며 이러한 변화는 건강과 관련 있었다.[15]

나이가 들면서 일어나는 노화현상은 눈에 보이는 피부만 해당되는 게 아니다. 심장을 비롯한 모든 장기들이 노화과정을 거친다. 장내세균도 마찬가지다. 아무리 좋은 음식을 먹더라도 장 환경이 노화되면 유익균이 살아가는 데 적절한 환경을 제공하기 힘들다. 유익균이 감소하면 자연히 그동안 유익균이 억제하던 유해균이 증가되고, 유익균이 관여하던 면역기능의 저하까지 일어나 잦은 병치레의 원인이 된다. 그래서 나이가 들수록 프로바이오틱스의 중요성은 더욱 커진다. 프로바이오틱스를 꾸준히 섭취하면 장내세균총을 젊게 유지할 수 있기 때문이다.

실제로 2005년 네덜란드에서는 몸이 약한 고령환자의 상태가 장내 락토바실러스균의 감소와 직접적으로 연관이 있다는 논문이 발표되었다. 논문에 따르면, 위약한 고령환자의 경우, 건강한 사람에 비해 장내유익균인 락토바실러스의 수가 26배 감소했으며, 대신

유익균이 아닌 다른 균이 현저하게 증가한 것이 관찰되었다.[16] 이 경우에 좋은 프로바이오틱스를 섭취하면 장내유익균의 수를 현저히 증가시킬 수 있다.[17]

Part 03

세균이 병을 치료한다

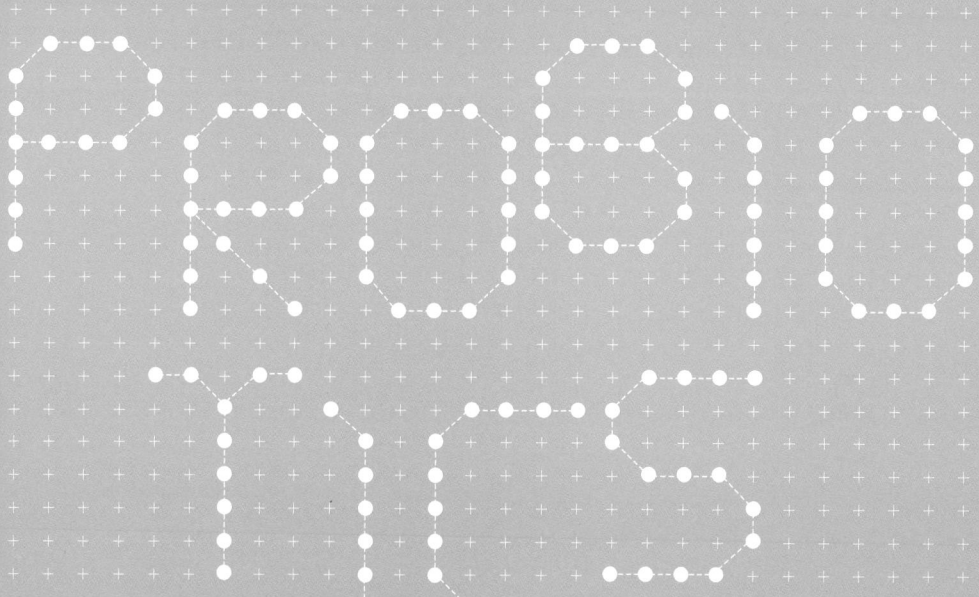

새로운 질환으로부터 끊임없이 위협받는
현대인의 면역기능을 증가시키는 좋은 방법은
훼손된 장내유익균을 되찾는 것이다

CHAPTER 1
면역질환

 면역체계는 몸에 들어오는 유해한 요소를 제거하여 건강을 유지하는 인체의 방어체계다. 면역세포들은 몸에 침입한 유해한 요소를 인지하고 제거하는 능력을 수행하면서도 인체에는 손상을 입히지 않아야 한다. '면역질환'은 이 기능에 문제가 생겨 면역세포가 인체를 파괴하거나 무해한 것들에 불필요하게 반응하면서 발생한다. 대표적인 질환으로 아토피, 음식알레르기와 같은 알레르기질환 그리고 류마티스성 관절염, 일형당뇨와 같은 자가면역질환을 꼽을 수 있다.

 자가면역질환自家免疫疾患은 이름 자체가 시사하듯 면역세포가 자신이 보호해야 할 대상인 인체를 오히려 공격하여 발생한다. 면역기능이 정상적으로 작동하기 위해서는 면역세포가 자신과 이물질을 구별하는 능력이 필요하다. 그런데 자가면역질환은 면역세포가 몸의 일부를 이물질 혹은 적으로 인지하여 면역반응을 일으킨다. 류마티스성 관절염은 면역세포가 관절을 공격하여 발생하고, 일형당뇨는 인슐린을 분비하는 장기인 췌장의 세포를 파괴시켜 발생한다.

알레르기질환은 면역체계의 과민반응으로 발생한다. 면역세포가 달걀, 우유, 꽃가루와 같이 몸에 유해하지 않은 것에 과민반응을 보이는 것이다. 이 밖에도 반응이 일어나는 곳에 따라 천식, 비염, 아토피 등 다양한 형태로 나타날 수 있다.

이러한 면역질환이 생기는 주된 이유는 면역체계가 수행해야 하는 임무 자체에 모순된 면이 있기 때문이다. 면역세포는 유해인자나 유해균에는 잘 반응하면서, 한편으로는 음식물과 같이 무해한 이물질에는 반응을 일으키지 말아야 한다. 이 두 가지 기능을 동시에 수행하기 위해 면역세포는 유해인자 제거를 담당하는 공격적인 세포와 불필요한 면역반응을 방지하는 세포로 구성된다.

면역체계가 건강한 상태에서는 필요한 면역반응을 일으키지만, 동시에 과잉반응으로 인체에 손상이 가지 않도록 견제하는 식으로 둘의 균형이 잘 이루어진다. 하지만 공격적인 세포가 비정상적으로 증가하면 알레르기질환이나 자가면역질환이 발생한다. Th-1 반응이 과도하게 증가하면 자가면역질환이 일어나고, Th-2 반응이 증가하면 알레르기질환이 생긴다. 이때 조절T 세포는 면역기능이 과도한 반응을 일으키지 않도록 돕는다.

Th-2 세포가 분비하는 사이토카인은 면역글로불린E 항체의 형성에 관여한다. 면역글로불린E는 항원과 결합하여 알레르기 반응을 일으키는 항체다. 항체와 항원이 만나 비만세포Mast Cell에 결합되면 히스타민이 분비되어 알레르기의 대표적인 증상인 간지러움과 염증반응을 일으킨다. 그동안 의학계는 항원의 접촉을 최소화하여 이 항원에 대한 면역글로불린E의 형성 예방을 주된 목표로 삼아왔다. 아기에게 달걀이나 밀가루같이 알레르기를 일으킬 수 있는 음식을 먹이는 시기를 가능하면 늦추도록 권장하는 것도 그 때문이다. Th-2 세포가 지나치게 활성화되지 않도록 예방하자는 것이다.

하지만 최근 세계 의학계에서 알레르기 기전의 해석에 대한 큰 변화가 일었다. 알레르기의 원인이라고 생각했던 Th-2 세포의 활성이 실제로는 건강한 신생아에게 나타나는 정상적인 반응이라는 것이다. 태아는 엄마의 면역세포 시각에서는 이물질이다. 하지만 엄마의 면역세포들이 태아를 공격하면 아기는 생명이 위험해진다. 그래서 엄마의 면역체계는 이물질 제거를 담당하는 Th-1 세포의 활성을 낮추게 된다. 엄마의 몸은 태아를 보호하기 위해 알아서 Th-1 세포의 활성을 낮춰 면역체계의 균형을 고의로 깨뜨린다. Th-1 세포가 억제되면서 자연스레 Th-2 세포가 증가하는데, 갓 태어난 아기의 면역체계는 자신이 10개월간 머물렀던 엄마의 면역체계를 닮아 있는 것이다.[**]

---

[*] Th-1, Th-2 반응과 조절T 세포에 관한 자세한 내용은 파트2의 '새롭게 밝혀진 면역조절 효과' 편(55페이지)을 참고하기 바란다.
[**] 간이식 수술을 받은 환자들이 평생 면역억제제를 사용하는 이유도 Th-1 세포의 기능을 억제하여 거부반응을 예방하기 위해서다.

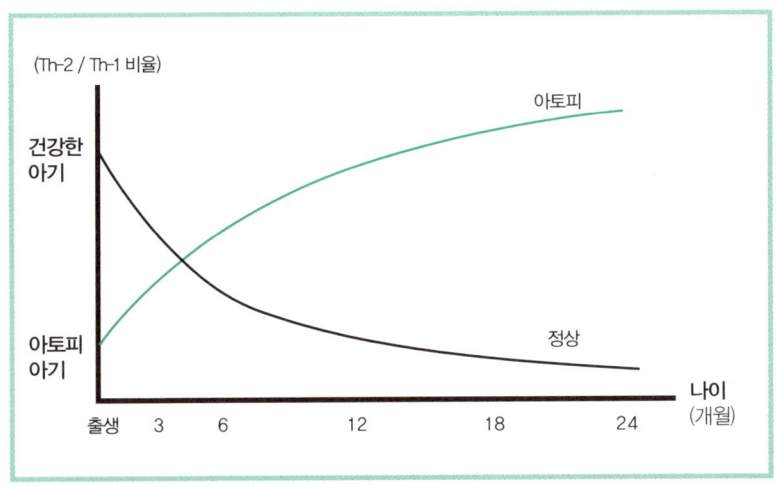

$\dfrac{\text{Th-2}}{\text{Th-1}}$ 비율에 따른 신생아의 면역체계

도표에서 보면, 건강한 신생아의 면역체계는 Th-2 세포가 주를 이루다가(Th-2/Th-1 비율이 높은 상태) 시간이 지날수록 Th-2 세포가 감소하면서 Th-1/Th-2의 균형을 찾아간다. 아토피가 생기는 아기는 Th-2 반응이 초기에 억제되어 있다가(Th-2/Th-1 비율이 낮은 상태) 점점 Th-2 세포가 증가하여 Th-1/Th-2의 불균형이 생긴다.[1] 따라서 기존 시각과는 달리, 면역글로불린E의 양이 높다고 해서 무조건 알레르기질환이 발생하지는 않는다. 실제로 건강한 5세 미만 아동의 약 80%에서 면역글로불린E의 증가가 현저하게 나타났으나 아토피와 같은 증상은 전혀 없었음이 보고되었다.[2]

대개 임산부에게 면역글로불린E의 형성을 예방하기 위해 수유기간 동안 알레르기성 음식을 피하라고 한다. 하지만 너무 늦게, 예

를 들어 생후 6개월 이후에 아기가 이런 음식을 처음 접하는 것 또한 알레르기 발생률을 높일 수 있다. 태어난 아기의 면역체계가 새로운 환경에 적응하는 시기를 놓쳐도 문제가 되기 때문이다.[3] 아기의 면역기능이 새로운 환경에 적응하기 위해서는 장에 유익한 장내 세균이 얼마나 빨리 도달하는지가 중요하다. 갓 태어난 무균쥐에게 달걀알레르기를 일으키는 물질을 투여하면 전형적인 알레르기 기전인 면역글로불린E의 형성과 함께 Th-2 반응이 증가한다. 이때 프로바이오틱스균의 한 종류인 비피도박테륨 인판티스B. infantis를 투여하면 이 균이 과민반응을 억제하여 면역기전을 정상화시킬 수 있다.[4] 하지만 일단 신생아 시기를 지나면 같은 프로바이오틱스를 섭취해도 효과가 떨어진다. 아기에게 좋은 균을 주기 위해서는 임신 기간부터 프로바이오틱스를 꾸준히 섭취하는 게 좋다.

이렇게 면역체계의 균형을 이루기 위해서는 다양한 기능을 가진 면역세포가 골고루 형성되는 것이 중요하다. 그러려면 수지상세포가 어떤 균과 접촉하느냐가 핵심이 된다. 수지상세포는 면역세포의 하나로, 손을 내밀듯 장상피세포 사이의 틈으로 돌기를 내어 장 환경을 인지한다. 그러고는 장의 환경에 따라 미분화된 면역세포를 인체가 접한 환경에 필요한 기능을 수행할 수 있는 면역세포로 분화되도록 만든다.

유익한 환경일 경우, 유익균과 만난 수지상세포는 염증 감소를 돕는 사이토카인인 인터루킨-10과 형질전환성장인자-베타TGF-β, Transforming Growth Factor Beta를 통해 조절T 세포와 면역글로불린A를 분

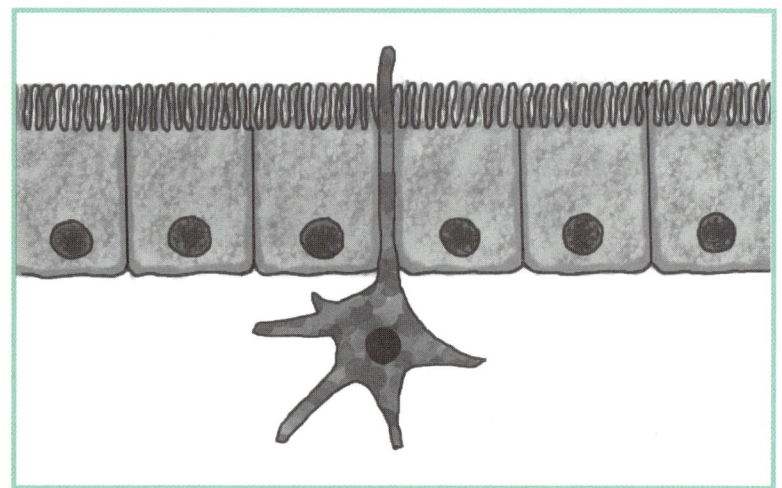
수지상세포는 상피세포 틈 사이로 장내 환경을 모니터링한다.

비하는 면역세포를 증가시킨다.

그러나 수지상세포가 유해균을 만나면, 유해균을 물리칠 공격적인 세포를 형성하기 위하여 Th-1과 Th-2 세포의 형성에 집중하게 된다. 이때 장내유익균이 적으면 조절T 세포와 같은 보호적인 면역세포의 형성이 감소하면서 공격세포가 많아져 면역체계의 균형이 무너진다. 인터루킨-10 형성에 관여하는 조절T 세포의 부족은 Th-1 세포나 Th-2 세포가 일으킨 염증반응이 만성적으로 지속되는 결과를 낳고, 곧 자가면역질환과 알레르기질환을 일으킨다.

프로바이오틱스는 수지상세포가 조절T 세포의 형성 감소로 잃은 면역기능의 균형을 되찾는 데 도움을 줄 수 있다.[5] 특히 프로바이오틱스 중 비피도박테리아균은 수지상세포가 인터루킨-10을 형성하도록 하는 데 효과적이며, 또한 염증성 사이토카인인 인터루킨-12와 종양괴사인자-알파(TNF-α)를 억제하는 효과도 있다.[6]

✚ 알레르기질환

지난 20여 년간 아토피피부염, 천식, 알레르기비염, 음식알레르기를 포함한 다양한 알레르기질환이 빠른 속도로 증가하고 있다. 위생설에 근거하면, 알레르기질환은 요즘 아이들이 너무 깨끗한 환경에서 자라기 때문에 면역 형성에 필요한 다양한 균과의 접촉을 제때 갖지 못하여 발생한다.

알레르기가 있는 아이들의 장에는 비피도박테리아와 락토바실러스균의 수가 적으며,[7] 알레르기가 발생하게 될 아기의 장에도 이미 장내유익균이 부족한 것으로 나타난다.[8] 아토피가 생긴 아이의 경우, 비피도박테리아와 같은 유익균이 어릴 때부터 적고 클로스트리듐이나 포도상구균과 같은 유해균이 상대적으로 높다.[9]

특히 알레르기체질을 가진 아기 대부분이 태어난 지 1개월 안에 초기 증상을 보이기 때문에 아기가 태어나서 얼마나 빨리 유익균을 얻는가가 최대 관건이다. 분만과정에서 엄마로부터 유익균을 받지 못하는 제왕절개로 태어난 아기들은 자연분만으로 태어난 아기들에 비해 알레르기체질이 될 확률이 높다.[10]

임신 중 산모의 항생제 사용과 아기의 항생제 복용은 알레르기질환의 발생률을 높인다. 임신 초기나 중기에 복용한 항생제는 별로 영향이 없지만, 말기에는 항생제 복용량과 복용기간에 비례하여 아기의 알레르기질환 발생이 증가한다. 임신 초기에 항생제를 복용하면 항생제에 파괴된 장내유익균이 출산 전에 정상으로 회복될 수 있는 반면, 말기에 복용하면 유익균의 수가 정상화될 기회가 없기 때문에 출산 시 아기에게 유익한 균을 물려줄 수 없다.[11]

출생 후 1년 안에 항생제를 복용한 아기 역시 천식, 아토피피부염 같은 알레르기질환에 걸릴 확률이 높으며, 항생제 복용량과 복용기간에 비례하여 알레르기질환 발생률이 증가한다. 이는 아기가 엄마로부터 좋은 균을 물려받았더라도 아직 장내세균총의 형성이 완성되지 않은 상태에서 항생제를 복용하면 면역기능 형성에 부정적인 영향을 미친다는 것을 보여준다.[12]

알레르기 형성은 장내 비피도박테리아/클로스트리듐의 비율과 관련이 있다. 건강한 장은 이 비율이 높다. 건강한 상태에서는 비피도박테리아가 수적으로 우세하여 클로스트리듐을 억제한다. 하지만 나이가 들면 비피도박테리아의 수가 감소하여 클로스트리듐과 같은 유해균의 수가 증가하고, 장기능과 면역기능이 저하된다. 아기의 면역을 위해서는 비피도박테리아/클로스트리듐의 비율을 높이는 것이 중요하다.

아토피

아토피Atopy란 그리스어에 어원을 둔 말로 atypical, 즉 '특이한 체질'을 뜻한다. 자극에 예민하여 알레르기 반응을 쉽게 일으키는 체질을 의미한다. 아토피 환자에게는 다양한 형태의 알레르기질환이 나타날 수 있는데, 일반적으로 아토피라고 부르는 것은 아토피피부염

Atopic Dermatitis을 뜻한다.

서울아산병원이 서울지역 초중생 9,623명을 대상으로 조사한 결과, 아토피 유병률이 초등학생 18%, 중학생 10.9%에 달하는 것으로 보고되었다. 초등학생의 경우 1995년에는 유병률이 13.7%였던 것이 2005년에 16%, 2008년에 18%로 증가하는 추세를 보였다. 2008년에 대한아토피피부염학회가 발표한 자료에서도 7세 미만 어린이의 아토피 유병률이 19.1%였고, 그중 52.3%는 수면장애를 겪을 정도로 심각한 상황이었다.

신생아의 대변을 분석하면 아토피 발생에 대한 예측이 가능하다. 아토피가 발생할 아기의 장에는 유해균인 클로스트리듐이 많고, 유익균인 비피도박테리아의 수가 상대적으로 적다.[13] 실제로 임산부와 아기에게 프로바이오틱스를 섭취시켰더니 아토피 예방에 도움이 되었다. 아토피, 알레르기비염, 천식 등 알레르기질환에 가족력이 있는 임산부에게 출산 전부터 프로바이오틱스를 섭취시켰다. 출산 후에도 수유하는 엄마는 계속 프로바이오틱스를 섭취하고, 분유를 먹이는 엄마는 아기에게 직접 프로바이오틱스를 6개월간 섭취시켰을 때 아토피 발생률이 반으로 감소했다.[14] 또한 아토피피부염을 앓고 있는 아기에게 비피도박테리아와 락토바실러스가 첨가된 분유를 섭취시켰더니 2개월 후부터 일반 분유만 먹은 대조군에 비해 아토피 증상이 호전되는 것을 관찰할 수 있었다.[15]

천식·알레르기비염

천식 발병률의 증가는 한국을 비롯해 세계적인 추세다.[16] 미국에서는 1980년부터 15년 사이에 천식 발병률이 80% 증가하였고, 특히 4세 미만 어린이의 경우 160% 증가했다고 한다.[17]

코점막에 발생하는 염증반응인 알레르기비염과 기도에 발생하는 천식은 삶의 질을 떨어뜨린다. 환절기에 자주 발생하는 두 질환은 주로 어린이에게 나타나며, 특히 알레르기체질을 가진 아이들은 아토피, 알레르기비염, 천식과 같은 알레르기질환을 동시에 두 가지 이상 앓는 경우가 흔하다.[18] 흔히 제왕절개로 태어난 아기들이 천식에 더 잘 걸리는 것으로 알려져 있다.[19] 자연분만으로 태어나더라도 엄마가 아기에게 물려줄 좋은 균이 없는 경우도 마찬가지다. 임신 중에 산모가 항생제를 복용하거나 어릴 때 항생제를 복용하면 천식 발생률이 높아진다.

프로바이오틱스의 천식과 알레르기비염에 대한 효과를 다루는 연구가 활발히 진행 중이다. 면역조절기능을 가진 프로바이오틱스가 천식과 비염에 도움을 주는 가능성을 보여주는 논문이 발표되고 있다.[20] 우선 프로바이오틱스는 알레르기질환의 원인인 Th-2 사이토카인을 감소시키고,[21] 면역체계의 균형을 찾아주는 조절T 세포의 형성을 증가시킨다.[22] 또한 인터루킨-10 형성을 증가시켜 알레르기로 인한 염증반응을 낮추는 효과가 있다.[23]

알레르기 병력을 가진 엄마는 수유 시 알레르기성 음식을 피해야 한다고 알려져 있다. 엄마가 음식을 통해 섭취한 영양분과 함께 알레르기를 일으키는 항원도 모유를 통해 아기에게 전달되기 때문이다. 하지만 모유를 통해 아기에게 전달되는 미량의 항원은 오히려 이로울 수 있다. 모유에는 형질전환성장인자-베타$_{TGF-\beta}$라는 항염 사이토카인이 들어 있다. 모유를 통해서 천식을 일으킬 수 있는 소량의 항원이 전달되는 동시에 형질전환성장인자-베타도 아기에게 전달된다. 형질전환성장인자-베타는 면역세포들이 이 항원에 과민반응을 보이지 않도록 교육시켜 천식 예방에 도움을 줄 수 있다.[24] 또한 아토피 예방에 도움을 줄 수 있으며,[25] 이미 발생한 천식에도 효과가 있다.[26] 임산부가 프로바이오틱스를 섭취하면 모유 속 형질전환성장인자-베타의 농도를 높일 수 있다.[27]

무조건 항원과의 접촉을 피하는 것이 알레르기를 피하는 최선의 방법은 아니다. 면역세포가 이 항원에 과민반응을 보이지 않도록 하는 데 장내유익균은 필수적인 존재이며, 프로바이오틱스는 부족한 유익균을 보충해주는 좋은 해결책이다.

음식알레르기

요즘 어린이의 음식알레르기 발병률 또한 꾸준히 증가하고 있다. 미국 질병관리본부$_{CDC}$ 보고에 의하면, 지난 10년간 어린이의 음식 관련 알레르기 발생률이 18% 증가했다. 알레르기 반응을 일으킬 수 있는 음식은 160가지 이상으로 알려져 있다. 그중 심각한 문제를 일으키는 음식은 8가지 정도인데, 이들이 바로 응급실로 가야 하는 상황을 초래하는 경우의 90%를 차지한다. 우유, 달걀, 밀가루, 갑각

류_{조개나 새우}, 견과류_{땅콩}가 대표적인 음식으로 꼽힌다.

    2008년 서울대 보건대학원이 서울시내 초등학생을 대상으로 진행한 역학조사에서 아토피를 앓는 아이에게 음식알레르기가 있을 확률이 건강한 경우에 비해 2.5배나 높은 것으로 드러났다. 이러한 결과는 음식알레르기와 아토피의 관련성을 잘 보여준다.

    성벽과 같이 유해물질의 침입을 막아주는 장벽막이 느슨해져 유해물질이 몸 안으로 쉽게 유입되는 현상을 '장누수증후군'이라고 한다. 바로 장내세균은 장누수증후군이 일어나지 않도록 장벽막을 강화시키는 기능을 한다. 유익균이 부족하면 장벽막이 느슨해져 음식알레르기를 일으키는 항원이 쉽게 유입되고, 체내로 유입된 항원은 면역반응을 일으키기 때문이다. 면역세포들이 형성하는 염증성 사이토카인은 혈류를 타고 이동하여 다른 조직에도 영향을 미친다. 결국 장에서 일어나는 음식알레르기 반응은 피부 발진, 눈 주위를 붓게 하거나 호흡곤란 등의 증상을 일으킬 뿐만 아니라 아토피피부염, 천식, 비염 등 몸의 다른 곳에도 알레르기질환을 유발한다.

    그래서 아토피를 가진 아이에게 흔히 장누수증후군이 관찰된다. 아토피 어린이의 장벽은 건강한 어린이에 비해 10배가 많은 알레르기 항원이 유입된다.[28] 프로바이오틱스는 장벽막의 강화를 통해 유해인자의 유입을 막아줄 수 있다.[29] 또한 동물 실험 결과, 프로바이오틱스가 Th-1 세포를 증가시켜 과잉된 Th-2 반응과의 균형을 되찾고, 면역글로불린E의 형성을 낮춰 음식알레르기 반응을 감소시키는 데 도움을 줄 수 있음이 입증되었다.[30]

➕ 자가면역질환

자가면역질환은 인체를 보호하는 임무를 가진 면역세포들이 인체의 특정 세포나 조직을 적으로 간주하여 면역반응을 일으키면서 발생한다. 류마티스성 관절염, 일형당뇨, 크론병, 셀리악병, 다발성경화증 등이 자가면역질환에 해당되며, Th-1의 지나친 반응이 원인으로 알려져 있다. 프로바이오틱스는 조절T 세포와 인터루킨-10의 형성을 증가시켜 면역체계의 균형을 되찾아줌으로써 자가면역질환에 도움을 줄 수 있다. 염증성장질환인 크론병의 기전과 프로바이오틱스의 효과는 챕터2 '장질환' 부분에서 자세히 다루고, 여기서는 소아에게 발생하는 대표적인 자가면역질환인 일형당뇨에 대해 살펴보기로 한다.

일형당뇨는 면역세포가 인슐린 분비를 담당하는 췌장세포를 파괴시켜 발생한다. 이탈리아 칼시나로 교수가 이끄는 연구팀은 당뇨병모델 생쥐 NOD Mouse를 통하여 프로바이오틱스의 효과를 연구했다. 당뇨병모델 생쥐는 유전자 조작을 통해 자연발생적으로 당뇨병이 발생하도록 만든 쥐로 일형당뇨를 연구하는 데 사용되는 대표적인 동물 모델이다.

그래프에서 볼 수 있듯이 당뇨병모델 생쥐는 시간이 지나면서 당뇨가 발생하여 당뇨에 걸리지 않은 쥐들의 수가 감소하게 된다. 연구팀은 태어난 지 4주 된 쥐에게 VSL#3란 프로바이오틱스를 32

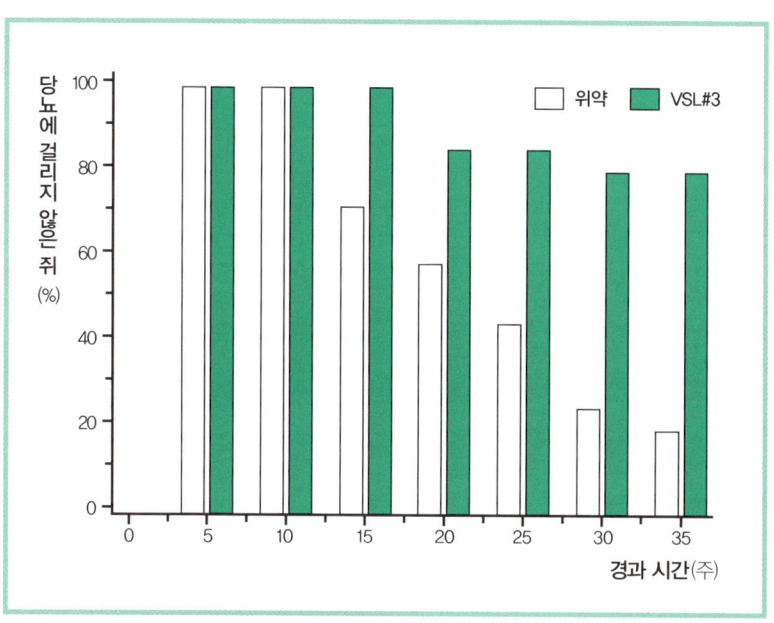

프로바이오틱스의 일형당뇨 예방 효과

주간 섭취시켰다. 그 결과 프로바이오틱스를 먹지 않은 쥐위약군의 81%에서 당뇨가 발생하여 결국 약 20%의 쥐만이 당뇨에 걸리지 않고 남은 반면, 프로바이오틱스를 섭취한 쥐의 약 80%에서는 당뇨 예방의 효과가 있었다. 세포분석 결과 프로바이오틱스가 항염증 사이토카인 인터루킨-10의 형성을 증가시켜 면역세포에 의한 파괴를 예방하는 것으로 나타났다. 이 연구 결과는 2005년《당뇨학》학술지를 통해 발표되었다.[31]

✚ 면역력

2009년을 공포에 떨게 했던 신종플루 때문에 '면역'이라는 단어에 관심이 높아졌다. 신종플루는 일반 독감과 달리 면역에 취약한 아이와 임산부에게 치명적일 수 있었다. 그렇다면 제2의 신종플루도 발생할 수 있을까? 결론부터 말하자면 또 다른 신종플루가 나타날 확률은 100%이다. 개인적인 생각이 아니라 확률적으로 보아 그렇다. 단지 언제 나타날지가 미지수일 뿐이다. 다행히 2009년에 발생한 신종플루는 타미플루 치료제로 효과를 볼 수 있었지만, 이미 타미플루에 내성을 가진 바이러스가 발견된 상태로, 새로운 변종 바이러스는 타미플루에도 듣지 않을 확률이 다분하다.

최근 들어 새로운 질환이 발생하는 빈도가 세계적으로 늘고 있다. 로이터통신에 따르면, 2003년 발생하여 세계를 공포에 떨게 했던 사스SARS에서 2009년 신종플루에 이르기까지 해마다 4개월에 한 번꼴로 새로운 질환이 발생하고 있다. 새로운 감염질환의 75%가 동물에서 발생하며, 그중 61%는 인간에게 전염이 가능하다. 조류독감의 경우, 바이러스가 인간에게 전염된 사례가 이미 있다.

전염병을 일으키는 균은 사람과 동물 사이를 넘나들며 새로운 유전자 조합을 빠르게 만들어간다. 새로운 감염질환이 발생하면 그 전염속도와 피해범위 또한 커지고 있다. 교통수단의 발달로 사람들의 이동량이 증가하고, 이동반경이 점점 커지면서 균이 이동하는 범

위와 속도 또한 증가했기 때문이다.

감기나 플루에 걸리지 않으려면 철저한 위생 관념이 중요하다. 하지만 손을 잘 씻는 사람이라도 감기 바이러스로부터 안전하게 벗어나기란 좀처럼 쉽지 않다. 감기에 걸린 사람이 만진 곳에는 바이러스가 남는다. 표면에 남아 있는 감기 바이러스는 1시간이 지나도 다른 사람에게 감염을 일으킬 수 있는 가능성이 89%이며, 24시간이 지난 후에도 69%이다. 감기 바이러스는 공기 중에 노출되어도 오랫동안 살아 있기 때문에 사람들의 접촉이 많은 학생이나 직장인은 감염에 취약할 수밖에 없다.

세균에 의해 발생한 질환은 대부분 항생제로 치료가 가능하다. 하지만 바이러스질환인 감기와 플루는 치료제가 없다. 다행히 백신을 통해 플루 예방접종을 할 수 있지만, 백신의 효과는 장담할 수 없다. 플루를 일으키는 인플루엔자 바이러스는 유전자 변이를 통해 모습을 계속 바꾸기 때문이다. 감기에 이미 걸린 경험이 있어도 새로운 감기가 유행하면 또 걸릴 수 있는 이유가 여기에 있다. 백신이 듣지 않는 신종 바이러스는 항상 생겨난다.

의학의 힘으로 개발된 수많은 화학약물은 오히려 내성을 가진 강한 균을 만들어냈다. 따라서 감기나 플루를 이겨낼 수 있는 강한 면역력이 어느 때보다 절실한 때다.

새로운 질환으로부터 끊임없이 위협받는 현대인의 면역기능을 증가시키는 방법은 훼손된 장내유익균을 되찾는 것이다. 좋은 프로바이오틱스를 섭취하면 장내유익균을 현저히 증가시킬 수 있으며,

면역기능을 향상시켜 감기나 플루 같은 감염에 걸릴 확률을 낮출 수 있다. 또한 감기에 걸리더라도 증상을 경미하게 만들고 회복기간을 단축시킨다.

감기와 플루에 대한 프로바이오틱스의 효과를 다룬 논문도 다수 발표되었다. 2001년《영국의학저널Britsh Medical Journal》에 실린 논문에 따르면, 핀란드 헬싱키에 있는 1~6세 사이의 유아원생 571명에게 프로바이오틱스균의 종류인 락토바실러스 GGLGG, Lactobacillus GG가 함유된 우유를 섭취시킨 결과 프로바이오틱스 우유를 섭취한 아이들의 감기로 인한 결석률이 줄고 증상이 감소되었다.[32]

또한 생후 4~10개월 된 이스라엘 유아원생들에게 프로바이오틱스 중에 비피도박테륨 락티스B. lactis나 락토바실러스 류테리L. reuteri가 함유된 분유를 섭취시켜 건강상태와 결석률을 조사했다. 12주간 진행된 실험에서 프로바이오틱스를 섭취한 그룹이 설사나 고열로 인한 문제가 훨씬 적었다. 게다가 프로바이오틱스가 함유된 분유를 먹은 그룹이 항생제도 훨씬 적게 필요로 했다. 이 연구 결과는 2005년《소아학Pediatrics》논문지에 발표되었다.[33]

2009년《소아학》에 실린 논문에 따르면, 환절기에 3~5세의 아이 326명에게 락토바실러스와 비피도박테리아가 함유된 프로바이오틱스를 섭취시켰더니 고열, 기침, 콧물의 발생률이 감소되었다(각각 72.7%, 62.1%, 58.8%씩). 특히 프로바이오틱스를 섭취한 아이들의 유아원 결석률은 프로바이오틱스를 섭취하지 않는 아이들의 1/3정도밖에 되지 않았다.[34]

프로바이오틱스는 면역글로불린A의 형성을 증가시켜 바이러스나 유해균이 점막상피에 부착하지 못하도록 하고, 유해균이 세포수용체에 부착하는 것을 직접 방해한다. 이외에도 프로바이오틱스는 바이러스 감염 시 항체 형성을 증가시키는 효과가 있으며,[35] 백신 접종을 통한 항체 형성에도 도움을 줄 수 있다.[36]

CHAPTER 2
장질환

장은 우리 몸에서 세균이 가장 많이 살고 있는 곳이다. 수분을 제외하면 대변의 60%를 차지하는 수많은 균이 장과 직접 접촉하면서 장 건강에 영향을 준다. 최근 들어 현대의학과 프로바이오틱스 분야의 눈부신 발전으로 장내세균이 장질환의 발생과 진행에 어떻게 영향을 주는지 과학적으로 기전이 규명되고 있다.

    과민성장증후군과 염증성장질환은 현대에 증가하는 대표적인 장질환이다. 이 질환의 원인이 장내세균 구성과 밀접한 관련이 있다는 사실이 밝혀지면서 프로바이오틱스를 통하여 만성적 장질환을 개선하려는 연구가 지난 20년간 활발히 진행되고 있다. 이제 과민성장증후군과 염증성장질환에 대한 프로바이오틱스의 효과는 과학적인 검증을 거쳐 세계 의학계의 치료 가이드라인에도 포함되는 수준에 달했다.[37]

✚ 과민성장증후군

과민성장증후군IBS, Irritable Bowel Syndrome은 통증, 복부팽만과 배변활동의 변화를 동반하면서 특별한 조직학적 변화를 보이지 않는 위장관의 이상 활동을 말한다. 설사가 가장 흔한 증상이지만 변비가 주된 증상일 수 있으며, 설사와 변비가 교대로 나타나는 경우도 있다. 나라와 인종마다 발병률에 다소 차이는 있지만 세계 인구의 약 10% 이상 성인이 이 질환에 시달리는 것으로 알려져 있다.

우리나라의 경우, 과민성장증후군은 성인뿐만 아니라 청소년에게도 심각한 문제다. 과도한 업무에 시달리는 성인 못지 않은 수험 스트레스가 원인으로 생각된다. 성균관대학교 의과대학팀이 서울 시내 고등학생을 대상으로 한 연구 자료에 의하면, 수험생의 19.1%가 과민성장증후군을 앓는 것으로 나타났다. 이는 다섯 명 중 한 명에 해당하는 것으로 많은 학생이 더부룩함, 복통, 잦은 방귀, 설사나 변비와 같은 문제를 만성적으로 가지고 있었다. 수험생의 과민성장증후군은 특히 야식, 운동 부족, 생리, 스트레스, 불규칙한 식사 습관과 관련이 있는 것으로 밝혀졌다.[38]

장의 과민성, 장 연동운동의 이상, 스트레스가 결부된 구조는 과민성장증후군을 설명하는 가장 오래된 가설이다. 최근 들어서는 뇌-장 축 이론Brain-Gut Axis의 관점에서 새롭게 조명하는 다양한 연구가 진행 중이다. 뇌-장 축 이론은 장과 중추신경 그리고 자율신경이 서로 연결되어 있어 장내 환경 변화나 정신적 스트레스가 양방향으로 영향을 줄 수 있음을 설명하는 모델이다. 이 모델에서 장내세균은 장의 환경을 결정하는 중요한 요소다. 장내세균은 장의 물리적·생리적·면역학적 기능과 밀접하게 연관되어 있다. 이러한 장내세균의 구성 변화가 장 연동운동의 이상, 면역기능의 비정상적 활동, 비정상적 발효과정을 야기할 수 있고, 결국 과민성장증후군의 원인이 된다는 것이다.

다수의 논문에서 과민성장증후군 환자의 장내세균 구성을 정상인과 비교했을 때 차이가 있었다. 과민성장증후군 환자의 장에는 유익균이 감소되었고, 반대로 엔테로박테리아, 대장균, 박테로이드Bacteroids 같은 균들이 증가해 있었다.[39] 과민성장증후군 환자의 장에는 정상인에 비해 비피도박테리아의 수가 절반으로 감소되어 있었고,[40] 유해성이 높은 클로스트리듐이 주를 이루고 있었다. 이렇게 비피도박테리아/클로스트리듐의 비율이 낮아지면 장질환이 발생한다.[41]

가스와 복통 같은 과민성장증후군의 증상은 장내세균의 변화로 설명된다. 과민성장증후군 환자의 장내세균은 정상인에 비해 더 많은 가스를 생성하고,[42] 소장에 세균 수를 비정상적으로 증가시켜 과민성장증후군 증상을 일으킨다. 이를 소장세균과다증식SIBO, Small Intestinal Bacterial Overgrowth이라고 하는데, 소장에 비정상적으로 증식된 세균이 형성하는 가스로 소장벽이 자극을 받아 더부룩함과 복통을 일으키는 현상이다. 장내세균은 대장에 가장 많이 살고 있다. 이곳에서 대부분의 발효과정과 가스 형성이 일어난다.

소장에 균이 과다증식하여 형성된 가스는 민감한 소장을 자극하여 과민성장증후군 증상을 일으킨다.

장내유해균과 과민성장증후군의 연관성은 환자 중의 상당수가 식중독이나 여행자설사와 같은 감염성장염을 앓은 병력을 가지고 있다는 데서도 찾아볼 수 있다.[43] 유해균의 감염으로 장내세균의 구성이 바뀌었거나 감염 때문에 면역체계가 민감하게 변하였기 때문으로 이해된다. 실제로 과민성장증후군 환자에게 항생제를 복용시키면 증상이 호전되는 경우가 있다. 항생제가 증상을 치료할 수 있다는 것은 장내세균의 변화, 즉 유해균의 존재가 과민성장증후군의 원인 중의 하나라는 것을 보여준다.[44]

하지만 항생제를 사용하면 유해균뿐만 아니라 유익균도 함께 파괴시킨다. 항생제를 과민성장증후군의 치료제로 사용할 경우, 유익균이 파괴되어 오히려 새로운 유해균의 침입이 용이해지기 때문에 효과가 단기적으로만 나타날 확률이 높다. 항생제로 유해균과 유익균 모두를 파괴하기보다는 프로바이오틱스로 유익균을 증가시켜 유해균을 억제하는 것이 바람직하다. 실제로 항생제의 사용이 오히려 과민성장증후군의 발생률을 현저히 높이는 결과(3.7배 증가)를 초래할 수 있다.[45]

지난 20여 년 동안 과민성장증후군과 관련된 프로바이오틱스의 효능에 대한 연구가 활발히 진행되었다. 흥미로운 것은 프로바이오틱스의 효과가 논문에 따라 다양한 차이를 보인다는 것이다. 프로바이오틱스가 과민성장증후군에 도움을 준다는 논문이 다수 존재하지만, 반대로 효과가 없다는 논문 또한 다수 존재한다. 논문마다 사용한 프로바이오틱스균의 종류와 용량에 현저한 차이가 있기 때문이다. 하지만 프로바이오틱스는 일반적으로 과민성장증후군에 도움이 되며 락토바실러스보다는 비피도박테리아와 여러 가지 유산균이 혼합된 복합유산균이 효과가 있다고 알려져 있다.[46]

성인의 질환이라고만 여겼던 과민성장증후군은 어린이에게도 증가하고 있다. 최근 들어 설사와 만성적인 복부 불편으로 병원에 내원하여 과민성장증후군 진단을 받는 어린이 수가 꾸준히 증가하고 있다. 소아 과민성장증후군의 유병률은 전체 아동의 15%에 해당될 정도로 이미 심각한 수준이다. 인스턴트식품을 피할 수 없는 식단과 나이에 비해 과중한 스트레스가 주된 원인으로 꼽힌다. 이제까지 대부분 임상 실험은 성인을 대상으로 진행되었으나, 2009년 《미국소화기내과학회》지에 프로바이오틱스가 소아 과민성장증후군에도 안전하며 증상 완화에 도움이 된다는 논문이 발표되었다. 특히 8가지 균이 고농도로 혼합된 프로바이오틱스 VLS#3가 복통, 더부룩함, 복부팽만, 가스 증상을 줄여주는 데 효과적이었다.[47]

심화 상식

과민성장증후군에 대한 프로바이오틱스 효과

- 면역조절과 염증감소에 관여하는 사이토카인 인터루킨-10의 형성을 증가시키고, 염증반응을 일으키는 인터루킨-12의 형성을 감소시킨다.

- 박테리오신과 같은 항균물질을 형성하여 유해균의 성장을 억제한다.

- 단백질 분해효소를 분비하여 유해균이 생성하는 독성물질을 분해해준다.

- 과민한 장을 정상화시켜 장 연동운동의 정상화를 돕는다.

- 장이 과민하여 일어나는 복통과 불편함을 감소시킨다.

- 장상피세포 사이의 간격을 견고하게 만들어 유해물질이 유입되지 않도록 장벽막을 강화해준다.

- 마약성 물질과 흡사한 기전을 통해 통증 감소의 효과를 보인다.

✚ 염증성장질환

서양인의 질환으로 여겨졌던 염증성장질환의 발생률이 우리나라에서도 꾸준히 증가하고 있다. 염증성장질환IBD, Inflammatory Bowel Disease은 장에 발생하는 대표적인 만성질환으로 대장에 발생하는 궤양성 대장염, 소장과 대장은 물론 식도에서 항문까지 다양한 부분에 발생할 수 있는 크론병이 있다.

염증성장질환의 발생 요인은 유전적인 요소와 환경적인 요소로 나눌 수 있다. 우리나라에서 염증성장질환이 증가하는 중요한 환경적인 요소로 식생활의 서구화가 꼽힌다. 식생활의 변화와 방부제, 항생제가 함유된 음식은 장내유익균을 감소시키고 유해균을 증가시켰다. 염증성장질환은 비특정균에 의한 장내세균의 구성변화가 원인으로 알려져 있다. 이는 헬리코박터 파이로리와 같은 특정 원인균 때문에 발생하는 위염과 많은 차이를 보인다. 염증성장질환은 특정 균에 의한 '감염'이라기보다는 장내균총의 변화에 대한 '면역반응'으로 일어난다. 이 질환에 유전적으로 취약한 사람들의 면역세포가 변화된 장내세균에 대해 비정상적인 면역반응을 일으켜 염증성장질환이 발생하는 것이다.

여기서 흥미로운 사실은 동양인에 비해 서양인이 염증성장질환에 유전적으로 더욱 취약하다고 여겨졌던 오래된 상식이 무너졌다는 것이다. 유럽으로 이민을 간 일본인이 오히려 유럽인보다 염증성장질환에 걸릴 확률이 높다는 것이 밝혀졌다. 동양의 건강한 식단이 염증성장질환의 발생을 방지했을 뿐 실제로 유전적으로는 동양인이 염증성장질환에 더 취약하다고 해석할 수 있다. 서구화된 식생활의 비중이 점점 높아지면서 우리나라에도 염증성장질환의 발생률이 증가하고 있다. 건강한 식생활과 함께 장내세균의 구성을 건강하게 만들어 환경적인 요소를 개선하려는 노력이 더욱 중요하다.

염증성장질질환에 주로 사용되는 약물은 염증을 억제시키는 항염제다. 증상이 심각한 경우에는 스테로이드나 면역조절제가 사용되기도 한다. 최근에는 생물학제제를 이용한 치료가 효과적이라고 알려져 있다. 항생제 또한 이 질환의 치료제로 쓰인다. 장에 살고 있는 유해한 세균들이 이 질환의 발생과 관련 있기 때문이다. 장내세균이 염증성장질환의 발생과 관련되어 있다는 사실은 동물 모델과 인체 실험을 통해서 엿볼 수 있다.

첫 번째 증거는 무균상태로 자라는 실험쥐에게는 염증성장질환이 발생하지 않는다는 것이다. 다시 말해 장에 균이 없으면 염증성장질환이 발생하지 않는다. 한편 유전자조작으로 염증성장질환에 취약한 쥐들에게 일반적인 장내세균을 주입하면 염증이 나타난다. 균의 종류에 따라 염증 정도가 다르게 관찰되는데, 헬리코박터 헤파티쿠스Helicobacter hepaticus는 만성염증을 일으키는 반면[48] 락토바실러스와 같은 유산균의 증가는 장염증의 감소와 장염을 예방하는 효과가 있다.[49]

두 번째 증거는 위에서 언급했던 항생제가 염증성장질환의 치료에 사용된다는 사실이다. 항생제는 항염효과가 없다. 항생제를 통한 장 염증의 감소효과는 장내세균을 죽일 수 있기 때문이며, 이는 장내세균이 염증의 원인임을 보여주는 간접적인 증거다.

세 번째 증거는 질환이 발생한 부위가 대변과 접촉하지 않으면 염증이 감소된다는 것이다. 균은 대변의 대부분을 구성한다. 장에 염증이 심한 경우, 수술을 통해 대변이 회장말단소장의 끝부분이나 대장을 통과하지 않고 항문이 아닌 다른 곳으로 배출장루되도록 하면 이 부분에 발생했던 염증을 감소시킬 수 있다.

실제로 다수의 논문에서 염증성장질환 환자의 장에 사는 장내세균 구성이 건강한 사람들과 다르다는 것이 밝혀졌다. 크론병이나 궤양성대장염이 진행되는 환자의 장에는 정상인과 비교하여 비피도박테리아와 락토바실러스 같은 유익균의 수가 감소해 있었다.[50]

염증성장질환은 완치가 쉽지 않은 만성질환으로 증상이 심한 활동기와 증상이 가라앉는 관해기가 반복되는 특성이 있다. 따라서 이 질환의 치료 목표는 완치보다는 염증이 재발되지 않도록 상태를 유지하는 데 있다.

만성염증은 암 발생률의 증가와도 관련이 있다. 염증성장질환 환자의 대장암 발생률은 일반인보다 4~20배가량 높다. 특히 어린 나이에 염증성장질환이 시작되면 나이가 들어 대장암이 발생할 확률이 현저히 높다. 대장암을 비롯한 합병증 예방을 위해 환자들에게는 염증의 재발 방지가 무엇보다 중요하다. 프로바이오틱스는 부족한 유익균의 수를 증가시켜 유익균이 유해균을 억제할 수 있는 건강한 장의 균형을 되찾는 데 기여한다. 염증성장질환은 의학계에서 프로바이오틱스의 효과가 가장 잘 검증된 대표적인 질환이다.

염증성장질환에서 효과가 과학적으로 가장 잘 검증된 프로바이오틱스는 락토바실러스 네 종류(L. acidophilus, L. plantarum, L. paracasei, L. delbruekii ssp. bulgaricus)와 비피도박테리아 세 종류(B. breve, B. longum, B. infantis), 스트렙토코커스 서머필러스균을 고농도로 함유한 VSL#3 제품이다. 이 프로바이오틱스를 항염제나 스테로이드 같은 치료제와 함께 복용하면 약물의 효과를 증대시켜 적게 사용해도 치료효과는 동일하거나 더 우수하게 만든다는 것이 밝혀졌다.[51] 항염제를 비롯하여 이 질환에 사용되는 모든 약물은 장기간 복용할 시 부작용을 일으킬 수 있다. 프로바이오틱스는 치료제를 안전하게 사용하는 데 도움을 줄 수 있다. 또한 고농도 프로바이오틱스 VSL#3는 염증성장질환의 관해기 유도와 염증 재발을 방지하는 데에도 도움을 준다.[52]

프로바이오틱스는 성인뿐 아니라 소아, 청소년 환자에게도 유용하다.[53] VSL#3를 소아, 청소년 궤양성대장염 환자의 일반 치료와 병용하였을 때, 스테로이드나 항염제만을 사용한 경우보다 관해기 유도 효과가 2.5배 이상(92.8% vs. 36.4%) 차이를 보였으며, 재발방지 효과는 3배 이상(21.4% vs. 73.3%) 차이가 났다. 염증성장질환은 어릴 때 발생할수록 예후가 좋지 않기 때문에 소아, 청소년 환자에게 프로바이오틱스가 도움이 된다는 것은 매우 고무적인 일이다.[54]

특히 회장낭염_{pouchitis}*의 예방과 치료에 대한 VSL#3의 효과는 미국과 영국 소화기내과학회의 치료 가이드라인에 포함되어 있을 정도로 이미 검증이 되었다.[55]

항염제, 스테로이드, 면역조절제, 생물학제제, 항생제 등 염증성 장질환에 사용되는 약제들은 장 염증을 효과적으로 억제하지만 반복적·장기적으로 사용하면 여러가지 부작용을 일으킬 수 있다. 반면 프로바이오틱스는 인체에 유익한 살아 있는 균, 즉 자연제제이기 때문에 장기 복용에 대한 안전성이 확보된 상태다. 프로바이오틱스는 염증성장질환과 같이 오랜 기간 관리가 필요한 만성질환에 적합한 조건을 갖추고 있다.

염증이라는 단어는 우리에게 부정적인 이미지를 가지고 있다. 많은 질환이 염증반응을 매개로 일어나기 때문이다. 아토피피부염, 알레르기비염, 천식, 류마티스성 관절염 같은 모든 질환이 염증으로 인한 질환이며, 대장암을 비롯한 암의 발생도 만성염증과 관련되어 있다.

하지만 염증은 질환이 일으킨다기보다는 인체가 건강을 지키기 위해 일으키는 인체 스스로의 보호기전이다. 염증은 유해한 자극을 일으키는 요소와 이로 인해 손상된 조직을 제거하여 새롭고 건강한

---

* 염증성장질환이 심각하면 수술로 대장을 제거하고 소장을 항문에 연결하여 대장기능을 대신하게 만드는 장전절제술(회장낭-항문관 연결술)을 시행한다. 수술 후 이곳에 다시 염증이 발생하는 경우를 회장낭염이라고 한다.

조직을 형성하기 위한 '청소' 작업이다. 다양한 면역세포들이 합동작전을 펴듯이, 참여하는 염증반응의 궁극적인 목표는 유해인자와 손상된 조직을 제거하는 것이다. 이 목표가 달성되면 염증반응이 끝나고 새로운 조직을 만드는 치유단계가 시작된다.

염증은 다양한 세포가 관여하는 여러 단계의 정밀한 과정이다. 인체가 염증반응을 시작했지만 유해인자가 제거되지 않거나 제거되었으나 염증반응이 계속되면 만성염증이 된다. 바로 이 만성염증이 다양한 현대인의 질환을 야기시키는 원인이다. 만성염증과 관련된 질환은 장에서 발생하는 염증성장질환과 위염, 간염, 대장암을 비롯한 종양부터 아토피, 천식, 류마티스성 관절염에 이르기까지 다양하다. 발병률이 계속 증가하는 아토피피부염, 알레르기비염, 천식, 류마티스성 관절염의 이름에서 볼 수 있듯이, 비정상적인 염증반응이 문제가 된 질환이라는 것을 알 수 있다.

프로바이오틱스는 항염효과를 통하여 장에 발생하는 염증이 문제인 크론병과 궤양성대장염에 도움을 준다.[56] 특히 장기 복용에 대한 안전성이 높기 때문에 오랫동안 관리가 필요한 이 질환들에 활용할 수 있는 프로바이오틱스 연구가 활발히 진행 중이다.

심화 상식

염증성장질환에 대한 프로바이오틱스 효과

- 염증반응을 유발하는 염증성 사이토카인(사이토카인은 면역반응과 염증반응에 관여하는 세포와 세포사이의 신호물질)을 감소시키고 항염증 사이토카인 인터루킨-10을 증가시켜 크론병과 궤양성대장염 증세를 완화해준다.

염증성 사이토카인	크론병 환자	궤양성대장염 환자	프로바이오틱스를 섭취한 경우
인터루킨-1 IL-1	⇧	⇧	⇩
종양괴사인자-알파 TNF-α	⇧⇧	⇧	⇩
인터루킨-6 IL-6	⇧	⇧	⇩
인터루킨-8 IL-8	⇧	⇧	⇩
인터루킨-12 IL-12	⇧		⇩
인터루킨-13 IL-13	⇧	⇧	⇩
인터페론-감마 INF-γ	⇧		⇩
항염증 사이토카인			
인터루킨-10 IL-10	⇩	⇩	⇧

- 유해균의 부착을 방지하고, 유해균에 필요한 영양분을 경쟁적으로 소모함으로써 유해균의 성장을 억제한다.

- 면역글로불린A, 면역글로불린G, 면역글로불린M과 같은 항체의 형성을 증가시켜 면역기능을 높인다. 특히 장벽에 분비되는 면역글로불린A는 유해균과 결합하여 유해균의 침입을 막는 중요한 보호 기전이다.

- 박테리오신, 디펜신, 과산화수소수와 같은 항균물질을 형성하여 유해균을 억제한다.
- 밀착결합과 뮤신 형성을 증가시켜 장벽막을 강화시킨다. 이는 유해균과 항원의 유입을 막아 면역반응으로 인한 염증반응을 줄여준다.
- 수지상세포와의 커뮤니케이션을 통해 면역세포의 과잉반응을 억제시켜 면역체계의 균형을 유지한다. 주로 Th-1 과잉반응이 관찰되는 크론병의 경우, 프로바이오틱스는 Th-2와 조절T 세포를 증가시켜 면역세포의 균형을 되찾아준다.

✚ 과민성장증후군 vs. 염증성장질환

과민성장증후군과 염증성장질환은 어떤 관계일까? 오랫동안 두 질환은 서로 다른 독립적인 질환으로 여겨졌다. 하지만 최근 들어 서로 연관된 질환이라는 증거들이 나타나고 있다.

이 둘은 장에 발생하는 현대인의 질환이라는 공통점 외에도 장벽막의 약화, 장내세균의 구성변화, 면역세포의 과잉 활성도, 비정상적 장 연동운동이라는 공통분모가 있다. 스트레스 또한 공통적으로 관찰되는 요소다.[57] 특히 염증성장질환의 가장 특징적인 문제인 면역기능 이상이 과민성장증후군 환자에게도 관찰된다는 점과[58] 염증성장질환 환자의 직계가족이 과민성장증후군에 걸릴 확률이 일반인에 비해 현저히 높다는 점도 두 질환이 같은 뿌리를 공유하고 있음을 강하게 시사한다.[59] 염증성장질환 진단을 받기 전에 과민성장증후군 진단을 받은 경험이 있는 환자들도 자주 있으며, 관해기의 염증성장질환 환자 중에 과민성장증후군 증상을 보이는 경우도 있다.

과민성장증후군과 염증성장질환은 마치 무지개의 양 끝에 있는 빨간색과 보라색처럼 서로 다르게 보이지만 하나의 스펙트럼에 존재하는 질환으로 이해할 수 있다. 이 두 질환 사이를 연결하는 것이 바로 현미경적 장염Microscopic Colitis이다.[60]

과민성장증후군은 환자가 설사나 복통 같은 증상을 가지고 있지만 내시경 검사를 하면 특별한 이상이 관찰되지 않는 경우를 말한다. 스펙트럼에서 과민성증후군과 염증성장질환 사이에 위치한 현미경적 장염은 과민성장증후군이 더 진행된 상태로, 내시경 검사 시 육안으로는 문제가 보이지 않지만 조직검사를 하여 현미경으로 관찰하면 염증 소견이 보인다. 그리고 현미경적 장염에서 문제가 더 진행되면 염증이 육안으로도 관찰되는 염증성장질환 상태가 된다.

프로바이오틱스가 과민성장증후군과 염증성장질환 모두에 도움을 줄 수 있는 이유는 두 질환에 공통적으로 나타나는 면역기능 이상 반응을 바로잡기 때문이다.

CHAPTER 3
암

　보건복지부의 자료에 따르면, 우리나라의 암 발생률은 매년 2.9%씩 증가하고 있다. 여성 암환자의 경우 1999년부터 2007년 사이 76.5%가 증가했고, 같은 기간 남성 암환자는 48%가 증가했다. 암 종류별 발생률은 남성의 경우 위암, 폐암, 대장암, 간암, 전립선암의 순이었으며 여성은 갑상선암, 유방암, 위암, 대장암, 폐암 순이었다. 우리나라 평균 수명인 남성 76세, 여성 83세까지 생존하는 경우, 남성 34.4%와 여성 28.9%에서 암이 발생할 수 있는 것으로 나타났다.
　최근 한국 식약청이 40세 이상의 농촌건강장수마을과 도시지역 거주자들의 장내세균 분포를 분석한 결과, 장수마을 사람들의 장에는 도시인에 비해 유익균의 수가 3~5배 정도 많은 것으로 밝혀졌다. 농촌건강장수마을이란 65세 이상의 노년층이 전체 주민의 20%

이상을 차지하는 초고령사회를 말한다. 장수마을 사람들의 장에는 유익균인 락토바실러스와 락토코커스Lactococcus의 수가 도시인에 비해 최고 5배 많았고, 도시인의 장에는 유해균인 클로스트리듐 퍼프린젠스C. perfringens 및 살모넬라 엔테리카S. enterica의 수가 상대적으로 많았다.

1900년대 초 불가리아의 장수촌 지역 사람들이 마시는 요구르트에 유산균이 들어 있음을 발견한 메치니코프는 저서 《생명 연장Prolongation of Life》에서 노화가 장 속에서 일어나는 부패로 야기된다고 말한다. 그는 '자가중독설'을 통하여 부패를 일으키는 장내유해균이 형성하는 독성물질toxin이 노화와 질환을 일으키는 원인이며, 유산균이 부패균을 대체하는 것이 노화를 방지하고 건강을 유지하는 데 중요하다고 말한다. 실제로 나이가 들면서 증가하는 암은 수십 년간 누적된 유해자극에 의한 세포와 유전자의 손상 그리고 면역기능 감소가 주요 원인이다.

프로바이오틱스가 다양한 기전을 통하여 암 예방에 도움을 줄 수 있다는 과학적 증거가 발표되고 있다. 그중 가장 잘 알려진 기전이 바로 염증조절을 통하여 암 발생을 감소시킬 수 있다는 것이다.

염증과 암

감염이 암 발생과 관련 있다는 것은 의학계에서 오랫동안 알려진 학설이다. 최근 발표된 자료에 따르면, 한국인 암 발생률의 25%는 '감염'이 주범이라고 한다. 특히 헬리코박터 파이로리균, 인유두종 바이러스, B형·C형 간염 바이러스 네 종류가 감염 관련 암의 97%라고 한다. 이처럼 감염에 의한 만성염증은 감염이 암으로 진행되는 가장 중요한 기전이다.[61]

암의 종류	염증 · 감염의 원인
자궁경부암	인유두종 바이러스
난소암	골반내 염증질환
위암	위염(헬리코박터)
대장암	염증성장질환
간암	간염(B·C형 간염 바이러스)

©The Lancet (2001)

암 발생과 관련된 염증성질환의 종류

위의 도표는 암의 발생과 관련된 감염, 염증질환들이다. 도표에서처럼, 위염을 일으키는 헬리코박터 파이로리와 간염을 일으키는 간염 바이러스는 각각 위암과 간암의 원인이 될 수 있다.

감염과 암 발생의 연관성을 설명하기 위해서는 두 가지를 매개하는 '염증'이라는 단어가 반드시 언급되어야 한다. 감염은 염증반응을 일으킨다. 감염된 부위를 빨갛게 붓고 아프게 하는 염증반응은 감염 자체가 일으킨다기보다 우리 몸 스스로가 감염인자를 없애고 손상된 조직을 제거하기 위해 일으키는 중요한 보호기능이다. 여기서 문제는 다른 병균과 달리 헬리코박터나 간염 바이러스는 일단 감염되면 인체가 이를 완전히 제거하지 못하기 때문에 염증반응이 만성적으로 일어난다는 점이다.

염증반응은 손상된 조직을 회복하기 위해 세포분열을 왕성하게 한다. 누구나 급하게 일을 서두르면 천천히 일할 때보다 실수할 확률이 높아지듯이, 새로운 세포를 만들기 위해 필요한 유전자 복제가 급하게 이루어지고 이러한 과정이 오랫동안 반복되면 유전자 복제에 에러가 발생해 잘못된 세포가 만들어질 확률이 높다. 이렇게 형성된 변이세포가 방치되어 계속 분열할 경우 암이 발생한다. 또한 백혈구세포들은 침입한 유해균을 공격하기 위해 활성산소를 형성한다. 이 물질이 지나치게 형성되거나 만성염증으로 인해 계속 만들어지면 세포에 부정적인 영향을 미친다. 특히 유전자는 활성산소에 취약하기 때문에 노출이 반복되면 유전자 변이를 일으킬 수 있다.[62]

염증이 직접 암을 일으키지는 않지만 암 발생의 약 20%가 염증과 관련 있으며, 암의 진행을 촉진시키는 것으로 알려져 있다. 장에 발생하는 만성염증질환인 크론병, 궤양성대장염 환자가 일반인에 비해 대장암에 걸릴 확률이 높다는 통계는 만성염증이 암 발생률을 높인다는 사실을 잘 보여준다. 일본의 통계를 보면 크론병 환자는 일반인에 비해 대장암이 발생할 확률이 3.2배 높고, 특히 25세 전에 초기 진단을 받은 환자의 경우에는 암 발생률이 일반인에 비해 6.3배 높았다.[63] 또한 대한장연구학회 자료에서도 궤양성대장염 환자의 병력이 10년 미만일 때와 30년 이상일 때 대장암 발생 위험도가 현저히 달랐다.[64]

2007년 기준으로 대장암은 국내 암 발병률 3위였는데, 《2008년 건강보험 암 진료환자 분석(국민건강보험공단)》에서는 전체 암환자 중 위암(18%) 다음으로 대장암(14%)이 2위를 차지했다. 위생관념이 발달하면서 위암 발생률이 조금씩 감소하고 있기 때문에, 이런 추세라면 대장암이 위암을 제치고 1위를 차지할 날이 머지않았다.

식생활의 서구화는 대장암의 증가를 설명하는 가장 대표적인 이유다. 항생제와 방부제가 들어 있는 인스턴트식품 위주의 식생활은 장내세균의 변화를 가져왔다. 유해물질의 분해와 면역기능을 도와주는 장내유익균이 감소하면서 만성염증과 대장암이 증가한다는 사실이 밝혀지고 있다. 장내세균의 존재가 대장암의 필수조건이라는 것은 무균쥐를 통해서 볼 수 있다. 대장암을 일으키는 발암물질을 투여하면 거의 모든 일반쥐(93%)에서 대장암이 발생하는 반면, 장에 균이 없는 무균쥐는 약 20%에서만 대장암이 나타난다. 이는 발암물질이 장에 직접 영향을 주지 않고 장내세균과의 반응을 통해 작용한다는 것을 보여준다.[65] 한편 2010년에는 발암물질을 섭취시킨 동물실험에서 프로바이오틱스가 대장암을 예방할 수 있다는 고무적인 결과가 발표되었다.[66]

장내유익균의 항암효과는 단순히 장에 국한되지 않는다. 장은 영양분뿐만 아니라 발암물질을 비롯한 다양한 유해물질이 인체에 유입되는 통로다. 장에서 유입된 유해물질은 혈관을 타고 이동하여 다른 곳에서 암을 유발시키는 요인이 된다. 그렇기 때문에 장에서 유해물질을 분해하고 발암물질이 체내에 유입되지 못하게 하는 프로바이오틱스의 암 예방 효과는 장을 포함하여 몸 전체에 영향을 줄 수 있다. 동물 실험을 통한 유방암 모델이 좋은 예다. 유방암 연구에 활용되는 실험쥐는 유전자조작을 통해 유방암이 자연적으로 발생하도록 만든 쥐다. 이 쥐들의 장에 헬리코박터가 없는 환경을 만들어주면 유방암이 잘 발생하지 않지만 헬리코박터 헤파티쿠스균이 서식하면 유방암 발생률이 현저히 증가한다. 이는 장내세균이 장에서 멀리 떨어져 있는 다른 조직의 암 발생에도 영향을 줄 수 있음을 보여준다.[67]

> **심화 상식**
>
> ## 프로바이오틱스의 항암효과
>
> 유익균은 유해물질의 형성을 억제하고, 장벽막 강화를 통해 발암물질과 유해물질의 체내 흡수를 막는다. 또한 면역세포가 정상적으로 기능하여 변이세포를 효과적으로 제거할 수 있도록 해준다. 프로바이오틱스가 암 예방에 기여하는 기전은 다음과 같다.
>
> • 유해균이 형성하는 유해효소인 베타-글루쿠로니다아제β-glucuronidase의 형성을 억제한다. 이 효소는 발암전구물질을 발암물질로 전환시키는 역할을 하는데, 프로바이오틱스가 발암물질과 독성물질의 형성에 사용되는 유해균의 효소 생성을 억제하여 암 예방에 도움을 준다.

- 암 발생의 원인인 유전자의 변이를 일으키는 돌연변이원Mutagen 을 비활성화시키는 물질을 형성한다.

- 고기가 타면서 형성되는 이종환식아민HCA, Heterocyclic Amine 등 발암물질과 결합하여 이들이 체내로 흡수되지 않도록 한다. 발암물질을 흡수한 유익균은 대변으로 발암물질과 함께 배설된다.

- 세포분열을 통한 암세포의 증식을 억제한다.

- 모든 세포들은 시한부 인생이다. 유전자는 세포가 수명을 다하면 자연사하도록 프로그래밍되어 있다. 이를 세포자연사Apoptosis라고 한다. 암이란 세포자연사 프로그램에 문제가 생겨 특정 세포가 죽지 않고 계속 번식하여 발생하는 질환이다. 프로바이오틱스는 세포분열에 관여하는 폴리아민Polyamine의 형성을 감소시키고, 암세포가 죽지 않고 비정상적으로 계속 자라는 것을 억제한다.

- 활성산소ROS, Reactive Oxygen Species와 활성질소RNS, Reactive Nitrogen Species는 백혈구가 감염균을 파괴하기 위해 형성하는 물질이다. 하지만 이 물질들은 유해균만 파괴하는 게 아니라 새로 형성되는 세포의 유전자에도 손상을 입힌다. 프로바이오틱스의 항염효과는 이를 방지하는 데 도움을 준다.

- 단쇄지방산을 형성하여 암세포의 유전자 발현에 영향을 준다. 단쇄지방산의 하나인 뷰티르산이 암세포 성장을 억제하여 대장암과 선종에 효과를 보인다.

✚ 암 치료 관련 설사

현대의학의 발달로 인간의 평균수명이 연장되었고, 이는 암 발생의 증가라는 새로운 사회현상을 가져왔다. 암 치료는 수술적인 방법과 항암 화학요법이나 방사선요법과 같은 비수술적인 방법으로 구분된다. 방사선요법과 같은 비수술적 항암치료는 암세포뿐만 아니라 정상 세포에도 손상을 일으키기 때문에 부작용이 동반된다. 머리카락이나 골수세포처럼 빠르게 분열하는 세포들이 주로 항암제에 타격을 받아 환자들의 탈모나 면역기능 감소를 초래한다.

설사는 항암치료를 받는 환자를 가장 힘들게 하는 부작용이다. 구강과 위장관을 덮고 있는 상피세포 또한 빠르게 분열하는 세포기 때문에 항암제에 타격을 받는다. 특히 위암, 대장암, 자궁경부암과 같이 복부나 골반에 직접 방사선치료를 받는 환자에게 설사 문제는 더욱 심각하다.

장내세균도 항암치료로 변화가 일어난다. 항암 화학요법과 방사선으로 인한 유익균 파괴는 이들이 담당하는 음식물의 대사와 장상피세포 보호기능에 문제를 일으키고, 설사의 원인이 된다. 프로바이오틱스는 항암치료를 받는 환자에게 심각한 설사와 같은 부작용을 예방할 수 있다.

델리아 교수가 이끄는 이탈리아 샌까밀로 병원의 연구팀은 방사선치료를 받는 암환자 490명을 대상으로 고농도의 프로바이오틱스 VSL#3를 섭취시켜 치료와 관련된 부작용을 비교했다. 실험 결과, 항암치료를 받은 환자의 반 이상(55.4%)이 심각한 설사를 경험한 반면, 치료 기간에 프로바이오틱스를 섭취한 환자들(1.4%)은 심각한 설사가 거의 발생하지 않았다. 배변 횟수에도 차이가 있었다. 항암치료를 받는 환자의 일일 평균 배변은 15회에 달한 반면, 프로바이오틱스를 섭취한 환자는 약 5회로 1/3 수준밖에 되지 않았다.[68]

같은 해 오스트레일리아에서도 프로바이오틱스의 항암치료 부작용 개선에 대한 연구가 발표되었다. 아델레이드 대학교 의과대학의 보웬 교수 연구팀은 동물 실험을 통하여 VSL#3가 심각한 설사를 예방하여 암치료 시 흔하게 발생하는 체중감소를 예방한다는 결과를 보여주었다. 또한 조직검사를 통해 프로바이오틱스가 장세포의 증식을 돕고, 약물로 인한 세포 파괴를 예방하는 효과가 있음을 증명했다.[69]

항암치료로 인한 설사는 환자의 삶의 질과 체력의 급격한 감소를 초래한다. 이때 프로바이오틱스는 단순한 설사의 예방을 넘어 영양분이 장으로 원활하게 흡수되도록 도와 환자가 조속하게 회복할 수 있게 돕는다.

✚ 대장 용종

장에 발생하는 용종은 대장암의 적신호로 간주된다. 대장 용종은 오래 방치되면 대장암으로 발전할 가능성이 높아진다. 국내의 한 대장·항문 전문병원에서 2007년부터 2010년까지 대장 내시경을 받은 환자들을 분석한 결과, 43%에서 대장 용종이 발견되었다. 특히 남성이 여성보다 두 배가량 많았다.

용종도 대장암과 마찬가지로 장의 염증과 연관된 것으로 알려져 있다. 그래서 용종을 예방하기 위해 소염제를 사용하기도 한다.* 미국 존스홉킨스 대학 연구팀이 1993년 《뉴잉글랜드의학회 New England Journal of Medicine》에 발표한 논문에 따르면, 가족력이 있는 용종 환자에게 소염제를 9개월간 복용시키자 용종의 크기와 발생률이 감소했다. 하지만 약물을 중단한 지 3개월 후 용종의 수와 크기가 다시 증가했다.[70] 그러나 소염제를 오랫동안 복용하면 위궤양이나 위출혈, 알레르기 반응과 같은 부작용이 생길 수 있기 때문에 소염제는 일반적으로 장기 복용해야 하는 질병에 사용하기에는 한계가 있다.

하지만 친생제인 프로바이오틱스는 장기적으로 복용해도 부작

---

* 소염제는 염증반응을 일으키는 프로스타글란딘(Prostaglandin)의 형성을 감소시키는 효과가 있다.

용이 없으면서 소염제와 같은 효과를 기대할 수 있다. 최근에 프로바이오틱스가 용종 예방에도 도움이 된다는 논문이 발표되었다. 네덜란드 라바드 대학의 프레드리 교수는 용종세포 성장에 대한 소염제와 프로바이오틱스의 효과를 서로 비교했다. 실험 결과, 프로바이오틱스는 소염제처럼 용종세포의 성장을 억제하는 효과가 있었다.[71] 또한 2011년에 영국 로햄턴 대학의 허버 교수가 발표한 자료에 따르면, 프로바이오틱스를 섭취하는 사람의 용종 발생률은 일반인에 비해 약 30% 낮았다. 프로바이오틱스가 대장암의 적신호인 용종의 발생을 낮출 수 있다.[72]

장절제술로 장 길이가 짧아져서 발생하는 문제들을 짧은장증후군Short Bowel Syndrome이라고 한다. 대개 장 표면적이 감소하면서 음식물의 소화와 영양분 흡수 기능이 현저히 감소하는 문제를 보인다. 프로바이오틱스는 장의 기능을 증진시켜 짧은장증후군을 겪는 수술 환자들에게도 도움을 줄 수 있다.[73]

CHAPTER 4
감염질환

유익한 장내세균이 맡는 가장 대표적인 기능은 바로 유해균의 억제다. 유익균은 끊임없는 유해균의 공격으로부터 우리 몸을 하루 24시간 보호하고 있다. 유해균이 감염을 일으키기 위해서는 우선 장벽에 부착해야 한다. 우리 위는 위산을 분비하여 유해균을 파괴시키는 1차 보호전선을 형성하지만, 위산이 유해균을 완벽하게 막지는 못한다. 위에서 살아남아 소장으로 침입한 유해균을 막는 것이 바로 유익균이다. 유익균은 장벽에 미리 붙어 살면서 유해균이 부착할 곳이 없도록 만드는데, 이를 경쟁적 억제Competitive Inhibition라고 부른다. 유익균은 이처럼 유해균과 장소에 대한 경쟁을 통하여 인체를 보호하며, 유해균의 성장에 필요한 영양분을 경쟁적으로 소모하여 유해균의 성장을 억제한다.

장내유익균의 보호기능을 설명하는 가장 좋은 예는 여행자설사

혹은 물갈이 설사로 불리는 설사병이다. 여행자설사는 즐거운 해외여행을 망치는 골칫거리다. 특히 개발도상국을 여행하는 관광객의 약 1/3이 여행자설사를 경험하는 것으로 알려져 있다. 여행자설사를 일으키는 원인균은 다양하나 병원성 대장균에 의한 것이 제일 흔하다. 가장 대표적인 것이 장독성 대장균(ETEC, Enterotoxigenic Escherichia coli)이다. 그 지역 사람들의 장에는 이미 이 균의 침입을 막을 수 있는 유익균이 살기 때문에 설사를 일으키는 유해균이 묻은 음식을 먹어도 문제가 되지 않는다. 특정 지역에서 오랫동안 살면서 이미 이 균에 내성을 가진 균을 장내 상주균으로 받아들였기 때문이다. 하지만 그 지역에 처음 간 여행자의 장에 서식하는 상주균은 이 균을 효과적으로 방어하지 못하기 때문에 문제가 발생한다. 여행자설사를 경험한 여행객의 10%는 만성적인 설사로 고생하고, 그중 10%는 과민성장증후군으로 진행되기 때문에 예방이 무엇보다 중요하다. 프로바이오틱스를 섭취하여 유익균을 증가시키면 여행자설사를 일으키는 유해균의 침투를 막는 데 도움이 된다.[74]

유익균이 유해균으로부터 건강을 지켜주는 또 다른 예는 TV나 신문에서 종종 접하는 연예인들의 입원 사례에서 찾을 수 있다. 바쁜 일반인도 마찬가지겠지만 특히 연예인은 장 면역기능이 떨어져 있기 때문에 각종 질환에 취약하다. 스트레스는 물론이고 대부분 과도한 스케줄로 수면 부족에다 불규칙한 식습관이 생활화되어 건강한 체질이라도 장 면역체계 식습관이 정상적으로 유지하기 힘들다. 하지만 스트레스와 과로 이외에도 장 면역기능이 저하되는 것은 약

복용이 잦기 때문이다. 연예인은 갑작스럽게 아프면 방송 일정에 심각한 차질을 빚을 수 있기 때문에, 예방을 위해 감기약과 같은 약물을 자주 복용한다. 계속 촬영이 잡혀 있는 연예인에게 스케줄에 차질이 생긴다는 것은 개인을 넘어서는 문제기 때문이다. 이들이 주로 복용하는 감기약을 비롯한 처방전에는 항생제가 자주 들어간다. 본래 항생제를 쓰는 이유는 몸에 들어온 나쁜 균을 없애기 위해서다. 이런 좋은 역할만 하면 다행이지만 항생제는 유해균만 없애는 게 아니라 장에 사는 수많은 유익균도 함께 죽인다. 그것이 장 건강을 해치는 결과를 초래하고, 유해균의 침입을 막아주던 유익균의 파괴는 신체를 감염에 더욱 취약하게 만든다.

    항생제를 비롯한 화학약품을 빈번하게 복용하면 장 면역기능에 적신호가 들어온다. 아무리 겉으로 보기에 건강미 넘치는 사람이라도 장에 유익균이 부족하면 장 면역기능의 저하로 장염과 설사병에 쉽게 걸리고, 장벽막이 약화되어 패혈증*의 원인이 된다. 약품의 발달은 인류가 감염질환으로부터 해방될 수 있게 기여한 바가 크다. 하지만 그 때문에 현대인은 약물에 의존해왔고, 화학약물이 초래한 유익균의 파괴는 오히려 인류를 감염에 취약하게 만드는 결과를 낳았다. 의약품의 적절한 활용과 함께 프로바이오틱스

---

* 장벽막의 약화로 세균이 체내로 유입되어 감염을 일으키는 것. 이 기전을 설명하는 좋은 예가 바로 장누수증후군이다.

로 장 면역을 강화시켜 유해균으로부터 우리 몸을 스스로 지켜내는 힘을 기르는 것이 중요하다. 여기에서는 유익균의 감소로 발생하는 다양한 감염질환과 프로바이오틱스가 이에 어떻게 도움을 줄 수 있는지 알아본다.

➕ 기회감염

곰팡이가 우리 몸에 항상 살고 있는 균이라는 것을 아는가? 실제로 곰팡이균진균은 우리 몸에 항상 존재하는 상주균총에 속한다. 건강한 상태에서는 유익균이 이들의 성장을 억제하기 때문에 문제를 일으키지 않는다. 하지만 항생제의 사용으로 유익균의 수가 감소하거나 에이즈와 같이 면역기능이 심각하게 저하되면 문제가 발생한다. 이렇게 면역기능이 약화된 틈을 타서 곰팡이균의 수가 증가하여 감염을 일으키는 것을 기회감염Opportunistic Infection이라고 부른다. 기회감염 대부분은 칸디다 알비칸Candida Albican이라는 곰팡이균에 의해 발생한다. 기회감염은 구강에 발생하는 아구창과 여성의 성기에 발생하는 질염이 대표적이다.

아구창

아기가 늘 젖병을 빠는 경우 혹은 항생제를 복용한 며칠 후, 입안에 백태가 끼는 걸 보고 놀란 부모가 적지 않을 것이다. 구강에 살던 유익균이 줄면서 곰팡이균 억제기능이 감소하여 발생하는 질환으로 아구창구강 칸디다증이라고 한다. 아기에게 흔하게 발생하는데, 우유에 들어 있는 당분이 곰팡이의 성장을 돕기 때문이다. 정상인에 비해 혈당이 높은 당뇨 환자에게 아구창이 발생할 확률이 높은 이유도 마찬가지다. 건강한 아기에게 발생한 아구창은 대부분 치료 없이 증상이 개선된다. 하지만 시간이 지나도 개선되지 않는 경우에는 항진균제 처방이 필요하다.

아구창의 경우처럼 손상된 유익균을 보충하려면 프로바이오틱스를 섭취하는 것이 중요하다. 또한 아구창을 예방하기 위해서는 가능하면 오랫동안 프로바이오틱스가 구강조직과 접촉할 수 있도록 입안에 잠시 머금고 있다가 물과 함께 삼키도록 한다.

질염

남성과 달리 함몰된 구조를 갖춘 여성의 성기는 세정이 쉽지 않다. 하지만 인간은 진화과정에서 유해균으로부터 이곳을 보호하는 방법을 습득했다. 바로 질벽에 유익균이 살게 함으로써 유해균의 침입을 막는 것이다. 건강한 여성의 질에 사는 상주균 대부분은 유산균이다. 유산균이 형성하는 젖산은 산도$_{pH}$를 낮추어 유해균을 억제하고, 어떤 균은 과산화수소수를 형성하여 청결을 돕는다. 여성에게 유산균은 성병 감염을 막아주는 1차 방어선이기도 하다.

항생제를 복용한 후 질염이 발생하는 이유도 아이나 노약자에게 아구창이 자주 발생하는 과정과 동일하다. 항생제로 인해 유익균이 감소하면 질에 살고 있는 곰팡이균이 증가하여 질염을 일으키는 것이다. 질염은 가렵고 불쾌한 냄새와 분비물이 특징으로, 곰팡이균에 의해 발생하기도 하지만 박테리아에 의해서도 발생한다. 원인에 따라 치료제가 다르다.

폐경기 이후 항생제를 복용할 시, 호르몬의 변화와 나이에 따른 질내유익균의 감소로 질염이 쉽게 발생하기도 한다. 또한 임신 중에 나타나는 호르몬 변화 때문에 임산부에게 질염이 일어나는 경우가 자주 있다. 질염은 조산 가능성을 높일 수 있다. 하지만 임신 중에는 화학약물을 사용하는 것이 쉽지 않기 때문에 여성 건강을 지키기 위해서는 건강한 유산균이 중요하다. 프로바이오틱스를 섭취하면 질내유산균의 수를 증가시킬 수 있다.[75] 질 안에 사용하는 크림이나 좌약 형태의 프로바이오틱스는 유산균 수를 직접적으로 높여 질염에 더욱 효과적이다.[76]

✚ 유해균으로 인한 설사

설사는 세계적으로 매년 100만~500만 명에 달하는 5세 미만 어린이의 생명을 앗아가는 무서운 질환이다. 깨끗한 물을 구하기 힘들고 위생상태가 열악한 나라에서 더욱 심각하다. 특히 어린이와 70세 이상의 노인에게 치명적일 수 있다. 몸무게가 적은 경우, 설사로 인한 탈수현상이 더 쉽게 나타나기 때문이다. 설사 대부분이 유해균으로 인해 발생하기 때문에 예방을 위해서는 위생상태의 개선과 함께 유해균의 침투를 막아주는 유익균이 필요하다.

설사를 일으키는 원인은 다양하다. 박테리아나 바이러스 감염에 의해 일어날 수 있고, 약물이나 음식물에 있는 독성물질 때문에 생길 수도 있다. 대부분은 유해균에 의해 발생한다. 물갈이 설사를 일으키는 대장균을 비롯하여 식중독균, 로타 바이러스가 대표적이다. 또한 약물복용 때문인 경우, 항생제를 복용해 유익균이 파괴되면서 설사를 일으키는 유해균이 증식되어 발생한다.

유해균에 의해 발생하는 설사가 프로바이오틱스로 예방과 개선이 가능하다는 논문이 발표된 바 있다. 1995년부터 2001년까지 발표된 논문을 분석한 자료에 따르면, 어린이에게 발생한 급성설사의 경우, 프로바이오틱스가 회복기간을 감소시킬 수 있었다.[77] 유익균 감소로 발생하는 대표적인 감염질환인 항생제 관련 설사, 위막성대장염, 바이러스성 설사에 대한 프로바이오틱스의 효과를 알아본다.

항생제로 인한 설사

항생제는 감염을 일으키는 유해균을 제거하는 효과적인 치료제다. 하지만 항생제가 유익균을 파괴하면서 설사라는 부작용이 생길 수 있다. 가장 흔하게 발생하는 항생제 복용과 관련된 설사 AAD, Antibiotics Associated Diarrhea 는 삼투성 설사 Osmotic Diarrhea 다. 장은 소화효소를 분비해 음식물을 작은 단위로 분해하여 흡수한다. 유익균은 소화기능에서 빼놓을 수 없는 보조 역할을 한다. 장을 지나는 동안 미처 분해되지 못한 음식물의 분해와 발효를 담당하는 것이다. 발효과정을 통해 형성되는 영양분은 장상피세포의 중요한 에너지원으로 사용된다. 이때 유익균 수가 감소하여 음식물의 분해와 흡수가 적절히 일어나지 못하면 장 내용물의 삼투압 때문에 수분이 적절히 재흡수되지 못하고 변이 묽어지거나 삼투성 설사가 생길 수 있다. 그 외에도 항생제로 인한 유익균의 감소는 유해균 억제 기능에 문제를 일으켜 장이 다른 유해균에 의한 기회감염에 취약하게 만든다.

항생제로 인한 설사가 가장 심각하게 발생하는 곳이 바로 의료시설이다. 다제내성균 감염 기사를 보면 대부분 병원에서 일어난다. 입원환자의 약 39%가 항생제로 인한 설사를 경험한다는 보고가 있을 정도로 항생제 관련 설사는 병원에서 발생하는 심각한 문제다. 특히 면역기능이 약한 소아나 고령의 입원환자가 취약한데, 항생제를 복용하는 약 11~40%의 아이들이 설사를 경험하게 된다. 항생제 처방 시 프로바이오틱스를 함께 처방하는 의사가 많은 이유가 바로 여기에 있다.

항생제 관련 설사는 유익균을 섭취하여 장내세균총을 건강하게 만들고자 하는 프로바이오틱스의 기본 콘셉트가 가장 잘 적용되는 질환이다. 대표적인 유익균인 비피도박테리아, 락토바실러스부터 진균, 대장균에 이르기까지 지난 30여 년간 다양한 프로바이오틱스 균을 이용한 수많은 연구가 발표되었다. 2006년 미국 워싱턴 대학의 맥파랜드 박사가 2005년까지 발표된 항생제 관련 설사에 대한 임상 논문 100여 편을 비교 분석하였다. 그 결과, 사카라미세스 보울라디S. boulardii라는 진균과 락토바실러스 GG균이 항생제 관련 설사에 과학적으로 효과가 가장 잘 검증된 균주라고 보고했다.

또한 단일균으로 만들어진 프로바이오틱스 제품보다는 락토바실러스 아시도필루스L. acidophilus에 락토바실러스 불가리쿠스L. bulgaricus나 비피도박테륨 락티스B. lactis, 비피도박테륨 인판티스B. infantis같이 다른 균을 혼합한 혼합유산균제제가 항생제 관련 설사에 효과가 있는 것으로 나타났다.[78] 이제까지 발표된 논문을 종합적으로 분석해보면 프로바이오틱스는 항생제로 인한 설사의 예방과 치료에 도움을 줄 수 있다.

위막성대장염

삼투성 설사는 비특정 다수의 유익균이 감소하면서 발생하는 반면, 항생제 관련 설사 중에는 특정한 균에 의해 발생하는 경우도 있다. 주범은 클로스트리듐 디피실균Clostridium difficile이다. 클로스트리듐 디피실, 일명 C-디피실에 의한 심각한 설사는 위막성대장염으로 불린다.

위막성대장염은 조기에 적절히 치료되지 못하면 목숨을 잃을 수도 있다. 사람의 생명을 앗아갈 수도 있는 이 무서운 균은 '항생제'와 관련이 있다. 이 균은 갑자기 나타난 게 아니라 실제로는 오래 전부터 몸에 살고 있는 상주균 중 하나다. 다행히 건강한 상태에서는 건강을 지켜주는 유익한 상주균에 비해 그 수가 절대적으로 적었기 때문에 수백만 년을 우리 몸에 살면서도 문제를 일으키지 않았다.

하지만 항생제의 사용은 C-디피실의 성장을 억제하는 유익균의 수를 감소시켜 이 균이 기회감염을 일으키는 무서운 균이 되게 만들었다. 이처럼 인간의 생명을 위협할 수 있는 위막성대장염, 항생제 내성균의 출현은 인간이 만들어낸 인재人災다. 그리고 이 균에 의한 감염이 가장 흔하게 발생하는 곳이 바로 의료시설이다. 특히 광범위 항생제에 노출이 많고 면역력이 약해진 고령의 입원환자들에게 빈번히 발생한다.[79]

세계적으로 C-디피실에 의한 감염뿐만 아니라 항생제 내성을 가진 C-디피실에 의한 감염도 증가하고 있다. C-디피실에 더해진 항생제 내성은 설사의 치료를 더욱 힘들게 만들어 면역력이 약한 환자들의 사망을 증가시키는 요인으로 작용한다.[80] 위막성대장염에 걸린 환자는 메트로니다졸이나 반코마이신과 같은 또 다른 항생제를 사용하여 치료하는데, 이는 장내세균에 또 다른 부정적인 영향을 미친다. 결국 약물로 발생한 문제를 약물로 치료하는 반복된 악순환이 항생제에 내성을 가진 균을 만드는 결과를 낳았다.

항생제 대신 다양한 조합의 프로바이오틱스를 복용하면 위막성대장염을 예방하는 데 도움이 된다. 항생제를 복용하는 입원환자에게 락토바실러스와 비피도박테리아가 함께 든 프로바이오틱스를 섭취시켜 위막성대장염 발생률에 대한 임상적인 차이를 살폈다. 항생제와 관련된 설사는 다양한 균에 의해 발생하기 때문에 위막성대장염 확진을 위해서는 대변에서 C-디피실이 형성하는 독성물질이 검출되어야 한다. 이 실험에 참가했던 환자의 대변을 설사 유무와 관련 없이 모두 비교했을 때 프로바이오틱스 섭취군은 환자의 45%에서 독성물질이 검출된 반면, 위약군에서는 환자의 78%에서 독성물질이 검출되었다. 프로바이오틱스가 C-디피실의 감염을 줄여준 것이다.[81]

두 가지 락토바실러스(L. acidophilus, L. casei)가 함유된 프로바이오틱스, 8가지 프로바이오틱스균이 고농도로 함유된 VSL#3, 진균의 일종인 사카라미세스 보울라디(S. boulardii)도 위막성대장염의 예방에 도움을 줄 수 있다.[82]

다양한 프로바이오틱스가 위막성대장염의 예방에 도움을 줄 수 있는 반면, 이미 발생한 위막성대장염 치료에 대한 과학적 증거는 아직 미약하다. 위막성대장염은 예방이 중요하므로 항생제 복용 시 프로바이오틱스를 예방적 차원에서 함께 사용하는 것이 좋다.

바이러스성 설사

급성설사는 식중독처럼 살모넬라 같은 박테리아에 감염된 음식의 섭취로 발생하기도 하지만 로타 바이러스와 같은 바이러스성 감염에 의해서도 발생한다. 나이에 관계 없이 발생할 수 있는데, 특히 어린이에게 흔하다. 아직 위생관념이 제대로 형성되지 못한 아이들이 유아원이나 학교같이 좁은 공간에서 공동생활을 하고 음식을 같이 먹으면서 바이러스가 쉽게 전염될 수 있기 때문이다.

로타 바이러스는 어린이에게 발생하는 바이러스성 설사의 주된 원인이다. 바이러스에 감염된 후 약 이틀간의 잠복기를 거쳐 구토를 동반한 심한 설사가 며칠간 계속되는 것이 특징이다. 이때 미열이 나타나기도 한다. 로타 바이러스로 인해 장상피세포가 파괴되면 영양분과 수분의 흡수가 제대로 일어나지 못하게 된다. 특히 아이들의 경우, 설사로 인한 수분과 전해질의 손실이 몸 전체에 빠르게 영향을 미치기 때문에 각별한 주의를 요한다.

바이러스에 의한 설사는 세균에 의한 설사와 달리 항생제가 소용없다. 아직까지는 바이러스에 대한 항체가 체내에서 형성될 때까지 수분공급을 통해 탈수를 예방하고, 감염과 동반된 증상에 대증요법을 시행하는 것 정도가 치료의 전부다. 최근 프로바이오틱스가 로타 바이러스성 설사에도 도움이 될 수 있다는 사실이 밝혀지면서 토사곽란吐瀉癨亂으로 고생하는 기간을 단축시킬 수 있게 되었다. 하지만 프로바이오틱스 균종에 따라 효과에 다소 차이가 있기 때문에 로타 바이러스에 대한 효과가 검증된 제품을 선택하는 것이 중요하다.

로타 바이러스 감염에 대한 효과가 과학적으로 밝혀진 프로바이오틱스는 락토바실러스 균주인 락토바실러스 GG와 루테리L. reuteri, 8가지 프로바이오틱스가 고농도로 함유된 VSL#3와 진균인 사카라미세스 보울라디가 대표적이다.[83]

+ 헬리코박터로 인한 위염

내시경 검사를 받는 한국 성인 10명 중 7~8명은 위염 진단을 받는다. 그만큼 위염은 우리나라에서 흔한 장질환이다. 아스피린과 같은 약물, 자극적인 음식, 술, 스트레스 때문에 나타날 수 있으나 대부분이 헬리코박터 파이로리균Helicobacter pylori에 의한 감염으로 발생한다. 헬리코박터균으로 인한 위염은 속쓰림은 물론 위출혈, 심한 경우 위궤양을 일으킬 수 있는 심각한 질환이다. 하지만 이 균에 감염된 80%는 뚜렷한 증상을 보이지 않기 때문에 자신이 감염되었는지 모르는 경우가 많다. 위염은 위암으로 발전할 수 있다는 점에서 위험한 질병이다. 특히 헬리코박터균으로 인한 위염의 경우, 위궤양이 위암으로 진행될 수 있는 확률이 3~6배 더 증가한다.

헬리코박터균Helicobacter은 나선형helix을 의미하는 'helic-'이라는 어원에서 알 수 있듯이 나선형으로 되어 있어 위점막에 침투하는 데 유리하다. 구강을 통해서 유입된 유해균은 위산에 의해 상당수 파괴되지만, 헬리코박터균은 암모니아를 형성하여 위산을 중화시켜 위에서 살아남는다. 아직 헬리코박터 전염이 어떻게 일어나는지 정확한 기전이 밝혀지지는 않았지만 사람과 사람을 통해서 일어나는 것으로 알려져 있다. 감염된 사람의 타액을 통해서 다른 사람에게 전염되는 것이다. 이 가설은 가족 단위로 헬리코박터 감염이 발생하는 경우가 많다는 점에서 설득력이 있으며, 특히 반찬이나 찌개를 공유하는 식문화를 가진 우리나라에서 감염률이 높다는 점도 맥락을 같이한다. 헬리코박터에 대한 인식과 위생관념이 높아지기는 하였지만, 아직도 한국인의 80%가 헬리코박터균에 감염된 것이 우리의 현주소다.

헬리코박터균에 감염되면 인체의 면역체계가 이 균을 완전히 제거하는 것은 불가능하다. 항생제 약물을 통해 치료가 가능하지만 재감염이 발생하는 경우가 적지 않다. 헬리코박터균에 의해 손상된 위벽은 위산에 자극을 받아 염증이 더욱 심화된다. 이렇게 감염과 염증이 맞물려 반복되는 악순환은 만성염증을 유발하게 되고, 이는 위암으로 진행될 수 있다. 이때 프로바이오틱스는 헬리코박터 치료제의 효과를 높여줄 수 있다. 프로바이오틱스의 치료보조제 효과는 성인환자와 소아환자 모두에게 해당된다.[84] 프로바이오틱스는 헬리코박터균이 위벽에 부착하는 것을 방해하고,[85] 항균물질을 형성한다.[86] 그중에서 항염작용은 헬리코박터에 대한 프로바이오틱스의 효과 중 가장 중요한 부분이다. 헬리코박터는 치료 후에도 재감염의 가능성이 높기 때문에 균의 제거 못지않게 염증반응을 최소화하는 것이 중요하다. 프로바이오틱스는 염증을 일으키는 물질의 형성을 감소시켜 헬리코박터의 활성도를 낮춘다.[87]

헬리코박터 감염은 한국인에게 가장 많이 발생하는 위암을 일으키는 주된 원인이다. 이 균에 의한 염증이 만성적으로 방치될 때 암으로 발전할 수 있으므로 프로바이오틱스를 통해 헬리코박터균의 활성을 억제하는 것이 중요하다.

✚ 항생제 내성균 감염

요즘 새로운 슈퍼박테리아, 일명 슈퍼벅Superbug의 출현으로 세계가 떠들썩하다. 슈퍼박테리아란 여러 항생제에 내성을 가지고 있는 박테리아Multi Drug Resistant Bacteria를 일컫는다.

2009년 1월 일본에서 슈퍼박테리아에 대한 어두운 보도가 나온다. 일본 후쿠오카 대학 병원의 입원환자 23명이 여러 항생제에 내성을 가진 아시네토박터균Acinetobacter spp에 감염되어 그중 네 명이 사망했다는 기사였다. 아시네토박터균은 자연계에 흔하게 존재하고 우리 피부에도 살고 있는 상주균 중의 하나인데, 이 균이 항생제에 내성을 습득하여 치료가 힘들어진 경우였다.

2010년 8월 11일자 의학논문지 《란셋》에는 새로운 슈퍼박테리아의 출현에 대한 논문이 실렸다. 모든 언론 매체에서 인용할 정도로 세계를 떠들썩하게 만든 이 논문에는 현재 인간이 가진 항생제 중 최후의 보루라고 할 수 있는 카바페넴계Carbapenem 항생제에도 죽지 않는 그야말로 슈퍼박테리아 중의 슈퍼박테리아가 언급되어 있다. 이 슈퍼박테리아가 어디서 왔는지를 유전자분석을 통해 추적해 본 결과, 위생상태와 항생제의 오·남용이 상대적으로 심각한 인도와 파키스탄 의료시설에서 발생한 것으로 밝혀졌다. 2010년 8월, 이 슈퍼박테리아에 감염된 경우는 인도 70건, 방글라데시 73건, 영국 37건이었다. 영국의 경우, 대부분 의료비가 저렴한 인도나 파키스탄에 의료 관광을 다녀온 사람들에게서 발견되었다. 이 논문이 나오자마자 인도 정부는 의료 관광으로 인한 환자의 유출을 막으려는 선진국의 '정치적 탄압'이라고 발끈하였고, 세계보건기구는 사실이라며 항생제 내성균의 심각성에 대한 입장을 공식적으로 밝힌 바 있다.

항생제 내성균에 의한 심각한 감염 문제는 어제오늘의 일이 아니다. 지난 수십 년간 신약 개발과 새로운 내성균의 출현이라는 악순환이 반복되었다. 이번에 발견된 카바페넴에도 듣지 않는 슈퍼박테리아에서 볼 수 있듯이, 세균은 점점 더 많은 항생제에 내성을 습득해가고 있다. 다행히 아직까지는 모든 항생제에 내성을 가진 균이 발견되지 않았다. 하지만 세균은 항생제 내성을 갖게 해주는 유전정보를 서로 공유하면서 점점 더 많은 항생제로부터 살아남을 수 있는 무서운 괴물로 성장하고 있다.

매년 항생제 내성균 감염으로 사망하는 사람들의 수가 에이즈로 죽는 사람보다 더 많다는 미국의 통계자료는 항생제 내성균의 심각성을 단적으로 말해주고 있다. 우리나라도 10여 년 전까지만 해도 세계 최고 수준의 항생제 오·남용 국가였기 때문에 항생제 내성균이 얼마든지 발생할 수 있는 환경이 마련되어 있다. 이웃나라 일본에서 벌어진 문제를 강 건너 불구경하는 입장에서 바라보아서는 안 될 것이다. 우리나라 보건 당국도 2010년 말부터 '슈퍼박테리아 감염'을 법정전염병으로 지정하여 대형병원 50여 곳을 중심으로 이 균에 대한 감시체계를 가동 중이다.

다제내성균이 의료시설에서 주로 발생하는 이유는 다양한 질환을 가진 환자들이 있다 보니 다양한 병균이 한곳에 모일 수 있는 환경을 제공하기 때문이다. 특히 소독약, 항생제같이 약물이 많은 병원에서 살아남은 독한 균끼리 유전정보를 주고받으면서 여러 항생제에 내성을 가진 다제내성균이 탄생하는 것이다. 또한 환자 대부분이 면역기능이 저하되어 있고, 광범위항생제를 복용하고 있기 때문에 환자의 몸 자체가 내성균이 번식하는 인큐베이터 역할을 하기도 한다.

지난 2010년 9월 영국 정부는 식중독을 일으키는 대장균과 살모넬라균 중 항생제에 다제내성을 가진 슈퍼박테리아가 가축에서도 발견되고 있다고 발표했다. 이 균들은 일반적으로 사용되는 항생제로는 듣지 않기 때문에 감염이 발생할 경우 치료가 힘들어지므로 예방이 무엇보다 중요하다.

다수의 항생제에 내성을 나타내는 다제내성대장균 Extended-spectrum Beta-lactamase E.coli은 2008년 영국에서 발견 당시, 영국 정부가 특별한 조치를 취하지 않아 짧은 기간에 넓은 지역으로 퍼졌다. 현재는 영국 농가의 1/3이 넘는 37%의 지역에서 이 균이 발견되고 있다. 특히 이 균이 최초로 발견된 웨일스 지방에서 가축을 들여온 농가의 59%에서 슈퍼박테리아가 발견된다고 한다.

또한 이 균과 유사한 대장균이 노년층에서 요로감염과 혈액감염을 일으킨 사례가 보고된 바 있다. 이 다제내성대장균은 이미 매년 3만 명을 감염시키고, 이 균으로 인한 혈액감염 환자의 절반이 감염 30일 이내에 사망하는 매우 심각한 항생제 내성균이다. 영국 보건복지부 건강보호기구는 이 균의 계속적인 유전자 변이가 국민 건강에 심각한 위협이 될 수 있다고 경고했다. 영국항균제협회The British Society for Antimicrobial Chemotherapy 주최의 컨퍼런스에서 발표된 자료에서도 슈퍼박테리아가 예상을 넘어선 수준으로 식용 가축에 퍼져 있다고 한다.

신약의 끊임없는 개발은 중요하다. 하지만 화학약물로 발생한 내성균을 또다른 화학약물로 없애려는 시도는 끝없는 악순환의 반복을 초래할 따름이다. 유해균과의 전쟁에서 이기기 위해서는 항생제의 오·남용을 막는 것이 가장 효과적인 방법이다.

1990년대 초 핀란드에서는 오랜 기간 사용되었던 항생제 에리트로마이신Erythromycin에 내성을 가진 균의 종류가 너무 많아져 정부에서 사용을 자제하도록 지침을 내렸다. 국가적 차원에서 항생제의 사용이 감소된 1992년부터 1996년 사이에 이 항생제에 내성을 가진 균의 수가 반으로 감소되었다. 사회적 차원에서 함께 항생제 오·남용을 자제한다면 자연은 원래의 상태로 되돌아갈 수 있는 힘이 있다는 것을 보여준 사례다.[88]

박테리아 감염이 발생하면 일반적으로 항생제 처방은 필연적인 선택이다. 이 경우 항생제로 인해 건강한 장내세균총이 파괴되지 않도록 하는 것이 중요하다. 항생제를 복용하는 동안 유익균을 함께 섭취하면 장내유익균의 수를 유지함으로써 항생제로 인한 설사 예방에 도움을 줄 수 있다. 특히 유익균의 수를 유지하기 위해서는 고농도의 프로바이오틱스(10^{10}CFU/day 이상)를 섭취하는 것이 중요하다.

CHAPTER 5
기타질환

장내세균은 눈으로 보이지는 않지만 유해균의 억제, 장벽막의 강화, 대사작용, 면역조절 등 다양한 기능을 수행하는, 건강에 없어서는 안 될 중요한 존재다.

유익균은 간, 폐, 심장 같은 장기 못지않게 중요하기 때문에 제3의 장기로 불리기도 한다. 장내세균의 구성을 건강하게 바꾸어주는 프로바이오틱스의 효과는 장에만 머무르지 않고, 간과 신장 같은 다른 장기의 건강에까지 영향을 미친다. 또한 비만과 고콜레스테롤혈증의 예방 등 다양한 문제에 도움을 줄 수 있다.

✚ 당뇨

당뇨는 혈당 농도가 비정상적으로 높은 상태로 유지되어 심각한 합병증을 유발할 수 있는 대사장애질환의 일종이다. 대개 혈당조절을 담당하는 인슐린의 분비가 적거나 분비된 인슐린이 정상적으로 기능하지 못해 발생한다. 후자처럼 분비된 인슐린에 세포가 적절히 반응하지 못하는 상태를 인슐린저항성IR, Insulin Resistance이라고 부른다.

당뇨는 크게 일형당뇨Type I DM와 이형당뇨Type II DM로 구분된다. 일형당뇨는 일반적으로 나이가 어릴 때 발생한다고 하여 '소아당뇨'로도 불린다. 일형당뇨는 인슐린의 분비를 담당하는 췌장세포가 면역세포의 공격으로 파괴되어 인슐린 분비에 장애가 발생하는 일종의 자가면역질환이다. 당뇨의 대부분을 차지하는 이형당뇨는 성인에게 주로 발생하여 '성인당뇨'라고 불린다. 이형당뇨는 인슐린 분비가 부족하기보다는 세포들의 인슐린저항성 때문에 혈당조절이 원만하게 이루어지지 않아서 발생한다. 이형당뇨는 유전적인 요인 외에도 식생활의 서구화에 따른 고열량·고지방·고단백 식단, 운동 부족과 스트레스 등 환경적인 요인이 크게 작용한다. 특히 만성염증과 관련이 있다.

지방조직이 염증반응을 일으키는 사이토카인의 형성에 관여한다는 논문도 다수 발표된 바 있다. 특히 피하지방보다는 내장지방이 인슐린저항성을 일으키는 주요한 원인으로 알려져 있다. 내장지방세포는 인터루킨-1, 인터루킨-6, 종양괴사인자-알파TNF-α와 같은 염증 관련 물질을 형성하는데, 이는 인체가 주로 당을 저장하는 지방세포와 근육세포가 인슐린에 신속하게 반응하는 것을 저해한다. 또한 간肝이 당을 글리코겐 형태로 저장하는 것을 막아 혈당을 높게 만든다. 성인 당뇨 환자에게 식이요법과 운동을 통한 체중 조절을 가장 추천하는 이유도 이 때문이다.[89]

만성염증이 당뇨에 부정적인 영향을 미치는 사실을 보여주는 가장 좋은 예가 바로 치주질환구강염증이다. 치주질환은 박테리아에 의한 감염으로 발생하는 염증성질환인데, 잇몸병이 심한 당뇨 환자는 혈당조절도 힘든 경우가 많다. 이때 치료를 통해 잇몸이 건강해지면 혈당조절도 함께 향상된다.[90] 치주질환과 당뇨의 상관관계는 과학적 검증을 통하여 잘 증명되어 있어 이제는 미국당뇨학회의 치료 가이드라인에도 구강 건강의 중요성이 포함될 정도다. 잇몸에 심한 염증이 생기는 건 손바닥만 한 넓이의 상피세포가 파괴되는 것과 유사하다. 이러한 치주질환이 당뇨에 직접 영향을 준다고 하니 하물며 테니스 코트보다 더 넓은 장상피세포에 발생하는 염증은 당뇨에 큰 영향을 줄 수밖에 없다. 장내 면역기능을 조절해주는 프로바이오틱스가 자가면역질환인 일형당뇨를 예방할 수 있음을 보여준 동물 실험 논문도 있다.*[91] 또한 프로바이오틱스는 항염효과를 통한 인슐린 저항성 감소로 혈당조절에도 도움을 줄 수 있다.[92]

* 자세한 내용은 파트3의 '면역질환' 편(82페이지)을 참고하기 바란다.

✚ 지방간·간경화

간은 장에서 흡수된 모든 물질이 일차적으로 유입되는 곳이다. 이 물질들은 다른 곳으로 이동하기 전에 간에서 해독과 분해과정을 거친다. 따라서 장에서 어떤 물질이 전달되느냐에 따라 간이 직접적인 영향을 받는다. 장내유익균은 장에 들어온 나쁜 물질을 분해하고 장벽막을 강화시켜 유해물질의 유입을 막아주므로 장뿐만 아니라 간 건강과도 직결된다.

장에서 흡수된 알코올 또한 간에서 해독작용을 거친다. 만성적 알코올 섭취로 간이 정상적으로 처리할 수 있는 한계를 넘으면 간 조직이 손상되어 알코올성 지방간염AFLD, Alcoholic Fatty Liver Disease이 발생한다. 알코올성 지방간염과 달리 알코올을 섭취하지 않는 사람들에게도 간 손상이 일어날 수 있는데, 이 경우 알코올과 관계 없다고 하여 비알코올성 지방간염NAFLD, Non Alcoholic Fatty Liver Disease이라고 한다. 비알코올성 지방간염은 비만, 당뇨와 연관 있는 것으로 알려져 있으며, 지방간부터 간경화에 이르는 넓은 범위의 염증성간질환을 말한다. 지방간은 과도한 열량 섭취로 간에 지방이 축적된 경우 혹은 비만으로 인한 인슐린저항성이 당질을 지방으로 전환하는 경우에 발생한다.

세계적으로 많은 사람들이 비알코올성 지방간염을 앓고 있다. 미국의 경우, 인구의 10~24%가 이 질환을 앓고 있다. 이는 당뇨 환자의 3배에 해당하며, C형 간염과 비교하면 5~10배에 해당하는 유병률이다. 만성적 음주나 C형 간염바이러스 감염과 관계 없이 발생하는 비알코올성 지방간염은 장내 환경, 특히 장내세균의 구성과 밀접한 관계가 있다. 장으로 유입된 유해균 혹은 대사산물이 간의 염증반응을 일으킬 수 있기 때문이다. 실제 실험으로 항생제의 유해균 억제기능을 활용해 지방간의 진행을 막을 수 있었다. 항생제 복용을 통하여 지방간을 완화시킬 수 있음을 간접적으로 보여준 것이다.[93]

장내세균이 간 손상을 일으키는 경우는 크게 세 가지로 볼 수 있다. 첫째, 이형발효균이 과다하게 형성하는 알코올 때문인 경우다. 장내세균 중 발효균은 크게 동형발효균 Homofermentative Bacteria과 이형발효균 Heterofermentative Bacteria으로 나뉜다. 동형발효균은 발효과정을 거쳐 젖산을 형성하는 반면, 이형발효균은 젖산과 에탄올알코올을 형성한다. 장내세균총에 이형발효균이 많을 경우, 이형발효균이 계속 형성하는 알코올이 간에 손상을 일으킬 수 있다. 이 경우, 알코올을 섭취하지 않는데도 간경화가 생긴다.

둘째, 박테리아 독성물질이 일으키는 염증반응 때문인 경우다. 그람음성균의 세포막을 형성하는 지질다당류 LPS, Lipopolysaccharide 혹은 내독소 Endotoxin는 항원작용과 독성작용을 하는 박테리아 독성물질이다. 지질다당류는 장상피세포와 간세포를 자극해 염증성 사이토카인을 분비시키는데, 이는 간 손상을 일으키는 염증의 원인이 된다.

셋째, 장벽막 기능이 손상된 경우다. 장상피세포막이 손상되거나 상피세포 간격이 느슨해져 장벽막기능이 약화되면, 간이 알코올과 지질다당류와 같은 박테리아 독성물질에 직접 노출된다. 알코올과 지질다당류와 같은 유해물질은 간세포가 활성산소를 형성하게 만들어 간 손상을 촉진시킨다.

프로바이오틱스의 간기능 개선 효과

프로바이오틱스는 이미 다양한 동물 실험을 통해 간기능 개선의 가능성이 검증되었다. 유해균의 성장을 억제하여 내독소 형성을 감소시키고, 이형발효균 수를 감소시켜 알코올 형성을 막아 간 손상을 예방할 수 있다. 프로바이오틱스는 또한 대사작용을 거쳐 유해물질을 분해하고, 장벽막을 강화하여 유해물질이 간으로 유입되는 것을 예방한다.[94] 산화스트레스로 인한 간의 염증반응도 억제해준다.[95] 인체 실험을 통해서도 효과가 증명된 프로바이오틱스는 두 가지 유산균 —비피도박테륨 비피둠B. bifidum과 락토바실러스 플란타룸L. plantarum— 이 함유된 제품,[96] 대장균의 일종인 이콜라이 니슬레E. coli Nissle[97], 8가지 프로바이오틱스가 고농도로 함유된 VSL#3를 꼽을 수 있다.

2007년 《임상소화기내과》지에 실린 인체 실험 논문은 프로바이오틱스가 간기능에 어떻게 도움을 줄 수 있는지를 보여주었다. 다양한 간질환을 앓는 성인환자 78명*에게 VSL#3를 90일간 섭취시켜 간기능 개선 효과를 관찰하였다.

---

* 알코올성 간경화증 20명, 비알코올성 지방간염 22명, C형 간염 20명, C형 간염으로 인한 간경화 16명.

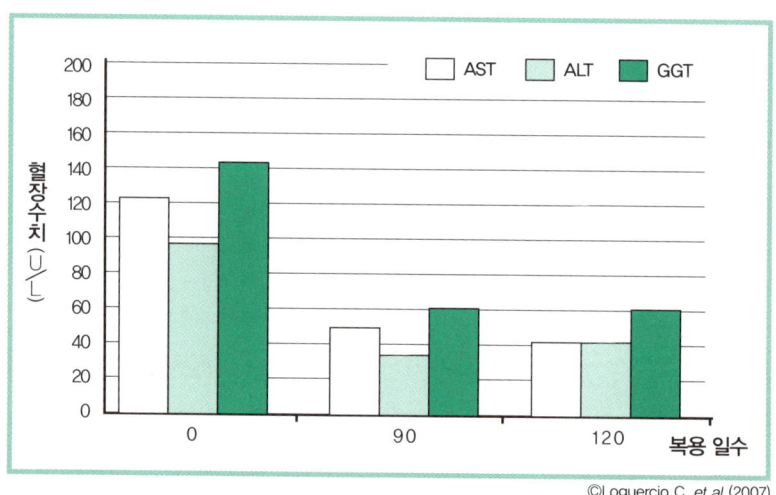

©Loguercio C. et al (2007)

환자의 간기능이 개선되었고, 프로바이오틱스 섭취를 중단한 30일 후에도 개선 상태가 유지되고 있다.

간에서 작용하는 효소 AST_{Aspartate Aminotransferase}, ALT_{Alanine Aminotransferase}, GGT_{Gamma Glutamyl Transferase}는 간 건강을 측정하는 지표로 사용된다. 간이 손상되거나 파괴되면 AST, ALT, GGT가 방출되면서 이 효소들의 혈중 농도가 높아지기 때문이다. 위의 그래프를 보면 알코올성 간경화 환자들이 프로바이오틱스를 복용하기 시작했을 때 AST, ALT, GGT 수치가 높았으나, 90일 후에는 수치가 현저히 감소한 것이 보인다. 프로바이오틱스를 중단한 지 30일 되는 시점에 다시 검사했을 때도 간기능 개선 효과는 지속되었다.[98]

우리나라에서 간암과 간질환으로 인한 사망자는 매년 2만 명에 달한다. 특히 B형과 C형 간염바이러스는 만성염증을 초래하기 때문에 적절한 치료 없이 장기간 방치할 경우 간암으로 발전할 확률이 높다. 2010년 대한간학회 조사에 따르면, B형 간염바이러스가 한국인 간암 원인의 약 70%를 차지한다고 한다.

프로바이오틱스를 꾸준히 섭취하면 장뿐만 아니라 간 건강까지 지킬 수 있다.

✚ 비만

물만 먹어도 살이 찐다고 하소연하는 사람들이 있다. 같은 종류, 같은 양의 음식을 먹어도 다른 사람에 비해 살이 쉽게 찐다는 것이다. 이 농담 같은 말은 실제로 과학적인 근거가 있는 말이다. 동일한 칼로리를 섭취해도 흡수하고 저장하는 데 개인마다 차이가 있으며, 이는 장내세균의 구성상태와 직결되어 있다.

지난 10여 년간 다수의 논문을 통해서 장내세균이 '비만체질'을 만드는 원인 중 하나라는 것이 밝혀졌다. 지방대사의 일부분을 담당하는 장내세균의 구성에 따라 체내지방 축적의 효율성이 달라지기 때문에 비만의 원인이 될 수 있다는 것이다.

장내세균 구성이 비만에 미치는 영향은 무균쥐를 통해 설명할 수 있다. 태어나 한 번도 균과의 접촉이 없는 무균쥐의 장에 일반쥐의 장내세균을 이식하면 14일 후 쥐의 체지방이 60% 증가하는 것이 관찰된다. 이는 장내세균이 지방대사 축적에 미치는 영향을 보여주는 증거이며, 장에 사는 균에 따라 지방대사에 차이가 난다는 사실을 잘 보여준다.[99] 2006년에는 《네이처》에 비만쥐의 장내세균을 무균쥐의 장에 이식하여 비만이 유도될 수 있음을 증명한 논문이 발표되었다. 유전적인 변화나 환경적인 변화 없이 장내세균의 구성을 바꾸는 것만으로 비만 유도가 가능하다는 결과로 미루어 장내세균의 구성이 비만과 직접적인 관련이 있다는 사실을 알 수 있다.[100]

비만인 사람과 정상인의 장내세균 구성은 다르다. 장내세균은 크게 박테로이데테스Bacteroidetes와 페르미쿠테스Firmicutes 두 가지로 나뉜다. 비만의 경우, 박테로이데테스와 페르미쿠테스의 비율을 비교하면 페르미쿠테스가 박테로이데테스보다 훨씬 우세하다.[101] 쥐 실험에서도 비슷한 결과가 나왔다. 2005년 미국 국립과학원에서 쥐의 장내세균을 조사한 결과, 비만쥐에는 박테로이데테스가 50% 감소했고, 페르미쿠테스는 상대적으로 많았다.[102] 두 실험을 이끈 고든 교수는 균 구성의 차이가 같은 양의 음식을 먹어도 사람마다 영양분을 흡수·저장하는 능력에 차이가 나타나는 기전을 설명하는 결과라고 말한다. 즉 '물만 먹어도 살이 찐다'는 표현이 의학적으로 설명 가능하다는 것이다. 이처럼 장에 어떤 균이 사느냐가 지방의 대사와 축적에 직접적인 영향을 준다.

그와는 반대로 얼마나 건강한 음식을 먹느냐에 따라 장내세균의 구성이 바뀔 수도 있다. 쥐에게 서양식 식단으로 비만을 유도하면 비만이 발생하면서 장내 페르미쿠테스균도 함께 증가하는 것이 관찰된다. 이 균들을 정상쥐에 이식하면 정상쥐에게서 비만이 발생한다. 물론 식단을 개선하면 페르미쿠테스균이 감소한다.[103]

이처럼 프로바이오틱스는 장내세균의 구성을 바꾸어 고지방 식단을 섭취하는 쥐들의 체중증가를 예방하는 데 도움을 주며,[104] 장세포가 공액리놀레산CLA, Conjugated Linoleic Acid*을 형성하는 능력

---

* 체중감소 효과가 있는 것으로 알려진 물질.

을 증가시킬 수 있다.[105]

한편, 태어난 지 9개월밖에 되지 않은 미국 아기의 30%가 이미 비만 증세를 보인다는 논문이 《미국건강증진학회 American Journal of Health Promotion》지에 발표되었다. 과도한 음식 섭취와 운동 부족이 주요 원인인 성인비만과는 달리, 아직은 다양한 음식을 섭취하지 않고 운동 부족이 크게 문제되지 않는 아기에게 비만이 발생하는 것은 쉽게 납득이 가지 않는다.[106]

유아비만의 원인은 아직 정확히 밝혀지지 않았다. 아기들이 정제당이 함유된 음식을 너무 일찍 접했거나 환경호르몬과 같은 물질이 모유를 통해 아기에게 전달되어 발생했다는 가설도 가능하다. 항생제 사용, 분유, 제왕절개 출산으로 아기의 장내세균 구성 문제도 또다른 원인으로 작용할 수 있다.

2008년 《미국임상영양학회 American Journal of Clinical Nutrition》지에 신생아의 장내세균의 분석으로 유아비만의 가능성을 예측할 수 있다는 논문이 발표되었다. 연구 대상인 7세 아동을 비만아와 정상아로 구분하여 유아 시기에 검출된 대변을 통해 장내세균을 비교하였다. 그 결과, 정상 몸무게로 성장한 유아의 대변에는 비만아에 비해 비피도박테리아균이 현저히 많았다. 반면 비만아로 성장한 유아의 대변에는 유해균인 황색포도상구균 Staphylococcus aureus의 수가 현저히 많았다. 즉 태어났을 때 장에 비피도박테리아균이 많은 아기들이 정상아로 클 확률이 높았고, 유해균이 많으면 비만아로 클 확률이 높았다.[107] 제왕절개로 태어난 아기와 모유 대신 분유를 먹는 아기는 비피도박테리아와 같은 유익균이 장에 빨리 정착하는 데 어려움을 겪는다. 이는 태어난 아기의 장에 어떤 균이 먼저 도착하는지가 비만을 발생시킬 수 있음을 말해준다.

✚ 변비

세계 인구의 약 12%가 변비에 시달리고 있다. 열 명 중 한 명꼴로 변비 때문에 고생하고 있으며, 그중에서도 여성의 빈도가 더 높다. 우리나라의 변비환자 수는 2002년부터 2009년까지 약 1.5배 증가했는데, 이는 매년 7% 이상 증가한 셈이다. 소아변비 또한 증가하고 있다. 2005년에 약 31만 1,700명이던 환자 수가 2009년에는 약 38만 7,800명으로 4년 사이에 7만 명이 넘게 증가했다. 특히 9세 이하의 소아환자 비율이 27%로 가장 높았다.

변비는 불규칙한 식사, 다이어트, 운동 부족, 스트레스부터 약물 부작용까지 원인이 다양하다. 그중에서도 대표적인 것은 육류 중심의 서구화된 식생활이다. 음식을 통해 섭취되는 섬유질은 장내유익균에 필요한 중요한 영양분이다. 하지만 섬유질이 부족한 육류 중심의 식단은 유익균의 성장을 방해하고 유해균의 성장을 돕는 결과를 낳았다. 장내유익균은 장 연동운동을 정상화시키는 역할을 하는데, 섬유질이 부족하고 항생제 같은 화학물질에 항상 노출되어 있는 현대인의 식단은 장내유익균을 감소시키고 변비나 설사를 일으키는 원인 중의 하나다.

변비는 과민성장증후군의 증상일 수도 있다. 과민성장증후군의 증상은 일반적으로 설사라고 알려져 있지만, 변비가 주된 증상이거나 설사와 변비를 오가는 특징을 가진 경우도 존재한다. 관장약을 빈번하게 사용하는 것도 약에 의존하게 되어 오히려 더 심각한 변비를 초래할 수 있다. 변비를 극복하는 데는 무엇보다 섬유질이 많은 과일과 채소, 화학약품이 없는 건강한 먹을거리, 규칙적인 운동이 중요하다. 또한 프로바이오틱스도 변비에 도움을 줄 수 있다.

건강한 사람과 변비가 있는 사람의 장내세균에는 차이가 있다. 변비가 있는 사람의 장에는 클로스트리듐이 현저히 많다. 특히 박테로이드와 대장균에 비해 클로스트리듐의 수가 수백에서 수천 배는 높다. 이 경우, 프로바이오틱스를 섭취하여 유해균 수를 감소시키면 장내세균총의 균형을 회복할 수 있다.[108] 더불어 음식물의 장내 통과시간을 촉진시키는 효과도 얻을 수 있다.[109]

또한 프로바이오틱스는 단쇄지방산의 형성을 돕는다. 비피도박테리아와 락토바실러스의 발효산물인 단쇄지방산은 장내 산도$_{pH}$를 산성으로 만들어 장의 연동운동을 촉진시키는 역할을 한다.[110]

프로바이오틱스가 변비에 도움을 준다고 하지만, 균의 종류에 따라 효능이 다르다. 2010년까지 발표된 변비와 프로바이오틱스에 관한 대표적인 논문을 살펴보면 균마다 가진 효능의 차이를 알 수 있다.

1994년에 발표된 논문에서는 변비환자 70명을 반씩 나누어 한 조는 대장균의 일종인 이콜라이 니슬레 E. coli Nissle 1917가 든 캡슐형 프로바이오틱스 뮤타플로를, 다른 조는 위약을 4주간 복용하도록 하였다. 섭취 전에는 양쪽 모두 배변 횟수가 주 2회 이하였으나 위약군은 2.6회에 머무른 반면, 프로바이오틱스를 섭취한 군은 평균

상품명 (프로바이오틱스 균주)	실험 참가자 수	나이 (세)	균섭취량/일 (CFU/day)	섭취 기간	섭취 전 배변 수/주	섭취 후 배변 수/주
뮤타플로 (E. coli Nissle 1917)	70(35:35)	16~18	25×10^9	4주	2회 이하	유산균:4.9회 위약:2.6회
야쿠르트 (L. casei Shirota)	70(35:35)	18~20	6.5×10^9	4주	3회	유산균:6회 위약:5회
액티비아 (B. lactis DN-173 010)	126(63:63)	25~65	12.5×10^9	2주	3회 이하	유산균:4.1회 위약:2.6회
루테리 (L. reuteri DSM 17938)	44(22:22)	8.2	10^9	8주	2.82회	유산균:4.77회 위약:-

변비와 프로바이오틱스에 대한 대표적인 논문

배변 횟수가 주 4.9회로 증가했다.[111]

변비를 가진 성인 70명을 두 그룹으로 나누어 한 그룹에게는 야쿠르트균L. casei Shirota이 들어 있는 유제품을, 다른 그룹에게는 유산균이 들어 있지 않은 유제품위약을 4주간 복용시켰다. 유산균이 함유된 제품을 섭취한 그룹은 복용을 시작한 지 2주 정도부터 변비 증상이 완화되었고, 실험이 종료되는 시점에는 89%에서 변비 증상이 호전되었다. 반면 위약을 사용한 그룹은 56%만이 호전되었다. 이 실험에 참가한 사람들의 평균 배변 횟수는 일주일에 3회였으나, 4주 후에 프로바이오틱스군은 주 6회로 증가하였고, 위약군도 주 5회로 증가했다.[112]

액티비아Activia라는 상품명으로 판매되는 유제품에는 비피도박테륨 락티스균B. lactis DN-173 010이 들어 있다. 이 프로바이오틱스가 변비에 도움이 되는지 연구하기 위해 변비 환자 126명을 두 그룹으로 나누어 프로바이오틱스가 든 제품과 들지 않은 제품을 각각 2주간 섭취하도록 했다. 섭취 전에 평균 배변 횟수가 주 3회 이하였던 환자들이 2주 후에는 비피도박테륨 락티스가 함유된 제품을 섭취한 군은 평균 4.1회로 증가하였고, 위약군은 2.6회에 머물렀다.[113]

루테리라는 이름으로 판매되는 프로바이오틱스에는 락토바실러스 루테리균L. reuteri DSM 17938이 들어 있다. 변비를 가진 어린이 44명을 대상으로 22명에게는 프로바이오틱스를, 나머지 22명에게는 위약을 8주간 복용시켰다. 그 결과, 프로바이오틱스군의 배변 횟수는 평균 주 2.82회에서 4.77회로 증가되어 위약군에 비해 변비 증상이 개선되는 것이 관찰되었다.[114]

변비에 대한 프로바이오틱스 연구는 계속되고 있다. 2011년에는 VSL#3라는 프로바이오틱스가 장 연동운동을 촉진시켜 변비를 완화할 수 있다는 논문이 발표되었다.[115] 또한 이 프로바이오틱스를 나이가 많은 입원환자에게 섭취시켰더니 변비약의 사용이 감소하는 효과를 보였다는 논문이 발표되기도 했다.[116]

✚ 유당불내증과 아기배앓이

유당불내증은 우유에 든 유당을 분해시키는 능력이 부족해 발생하는데 세계 인구의 약 75%가 이 문제를 가지고 있다. 특히 서양인에 비해 동양인에게 더 빈번하게 발생한다.

   유당이 장에서 흡수되기 위해서는 소화효소에 의해 작은 단위로 분해되어야 한다. 모유나 분유를 먹는 아기들은 유당을 분해하는 효소가 왕성하게 분비된다. 하지만 우유를 중단하고 고형음식을 먹으면서 분비가 감소되기 시작한다. 특히 우리나라와 같이 유제품을 주식으로 사용하지 않는 문화권의 사람들에게는 이 현상이 더 현저히 나타난다.

   유당불내증이 있는 경우, 분해되지 못한 유당은 소장에서 흡수되지 못하고 대장으로 이동하게 된다. 분해되지 못한 유당은 삼투압을 증가시켜 대장에서 수분의 흡수가 원활하게 일어나지 못하므로 설사나 묽은 변이 생기고, 장내세균에 의해 유당이 발효되면서 형성되는 가스는 더부룩함과 복통을 일으키기도 한다.

   아기배앓이Colic는 생후 2~3주부터 3개월 정도 사이에 아기가 밤에 특별한 이유 없이 울거나 보채는 증상을 말하는데, 유당불내증이 원인이 될 수 있다. 아기가 유당Lactose을 잘 분해하지 못하여 형성된 가스가 일으키는 불쾌감이 원인일 수 있다는 것이다. 실제로 배앓이가 있는 아기와 건강한 아기의 대변 샘플을 분석해본 결과, 배앓이

가 있는 아기의 대변에는 락토바실러스와 같은 유산균의 수가 적고 혐기성 그람음성균의 수가 많았다.[117]

구강으로 섭취된 우유에 함유된 유당의 30%는 유산균에 의하여 분해된다. 프로바이오틱스균은 유당을 분해하는 능력이 있기 때문에 가스 형성을 예방하는 데 도움을 준다. 특히 스트랩코커스 서머필러스균S. thermophilus은 유당분해효소를 분비하는 대표적인 프로바이오틱스로, 요구르트를 만들 때 가장 먼저 사용되는 배양체인 스타터starter로 쓰인다. 프로바이오틱스는 유당을 분해할 수 있는 유익균을 보충해준다.[118]

하지만 유당불내증에 대한 프로바이오틱스의 효과와 관련된 논문 90편을 비교했을 때, 균주마다 효과에 차이를 보였다.[119] 확실한 효과를 보기 위해서는 무엇보다 적절한 프로바이오틱스균을 선택하는 것이 중요하다.

✚ 고콜레스테롤혈증

일반적으로 생각하는 '콜레스테롤'이라는 단어의 부정적인 이미지와는 달리 콜레스테롤은 건강에 절대적으로 필요한 존재다. 콜레스테롤은 인체 대사에 필요한 호르몬과 우리 몸을 구성하는 세포의 세포막을 형성하는 데 필수적이다. 세포막에 정상적인 투과성과 유동성을 제공하는 중요한 요소이며 담즙산, 스테로이드호르몬, 비타민 D 형성에도 직접 관여한다. 문제는 인체에 콜레스테롤이 필요 이상으로 들어올 때 발생한다. 운동 부족과 더불어 고칼로리·고지방으로 특징되는 식단 때문에 현대인들은 혈중 콜레스테롤 농도가 필요한 수치를 쉽게 넘을 수밖에 없다. 혈중에 콜레스테롤 농도가 높으면 심장마비 발생률이 정상인에 비해 3배나 높아지는데, 서양인 심장마비의 45%가 고콜레스테롤혈증Hypercholesterolemia으로 인한 것이다. 고지방, 염분 과다, 정제당과 같은 건강하지 못한 식단이 혈중 콜레스테롤을 높이는 주범으로 알려져 있다. 고콜레스테롤혈증 환자들은 식단과 약물을 통하여 콜레스테롤을 조절하는 것이 일반적이다. 장내세균 또한 콜레스테롤의 흡수와 제거에 관여하는 것으로 알려지면서 프로바이오틱스를 통해 현대인의 건강을 개선하려는 연구가 활발히 진행되고 있다.

콜레스테롤은 담즙산 형성에 사용되는 필수요소다. 간에서 만들어지는 담즙산은 장으로 분비되어 지방의 분해와 흡수를 담당하고, 장으로 다시 흡수되어 재활용된다. 프로바이오틱스는 담즙산의 재흡수를 감소시키는 효과가 있다. 유익균이 형성하는 효소 중에 담즙산을 탈포합Deconjugation 상태로 전환시키는 효소가 있다. 담즙산은 탈포합 상태에서는 장에 흡수되지 못하고, 재흡수되지 못한 담즙산은 변으로 배출된다. 즉 재흡수가 되지 않아 필요한 담즙산이 부족해지면 간은 다시 콜레스테롤을 사용하여 담즙을 형성하기 때문에 궁극적으로 혈중 콜레스테롤의 농도를 줄이는 데 기여할 수 있다.[120] 프로바이오틱스 중에서 락토바실러스균들(L. acidophilus, L. bulgaricus, L. casei 등)은 장내 콜레스테롤에 직접 흡착하거나[121] 콜레스테롤을 코프로스타놀Coprostanol*로 전환시켜 장에 흡수되지 않은 채 대변으로 배출되도록 도와준다.[122]

미국 켄터키 대학 대사학연구소의 앤더슨 박사는 락토바실러스 아시도필루스L. acidophilus가 함유된 발효유를 고콜레스테롤혈증이 있는 성인 48명에게 10주간 섭취시킨 결과, 혈중 총 콜레스테롤 수치가 위약군에 비해 현저히 낮아졌다고 보고했다.[123]

또한 일본 신수 대학의 호소노 교수는 비피도박테륨 롱검B. longum이 함유된 프로바이오틱스를 성인 32명에게 4주간 섭취시켰더니 총 콜레스테롤과 LDL-콜레스테롤, 중성지방이 감소하고 HDL-콜레스테롤이 증가했다는 논문을 2003년에 발표한 바 있다.[124] LDL-

---

* 분변 과정에서 배설되는 대표적인 중성스테로이드.

콜레스테롤은 높을수록, HDL-콜레스테롤은 낮을수록 인체에 해로운데, 프로바이오틱스가 이를 완화시키는 효과를 보였다.

비피도박테륨 롱검은 동물 실험에서도 그 효과가 밝혀졌다. 이집트 카이로 대학의 아브엘가와드 교수는 고콜레스테롤혈증이 있는 쥐에게 비피도박테리아균이 함유된 요구르트를 35일간 섭취시켰다. 그 결과, 위약군에 비해 총 콜레스테롤과 LDL-콜레스테롤, 중성지방이 각각 50.3%, 56.3%, 51.2%씩 감소되는 사실을 확인할 수 있었다.[125]

아직은 프로바이오틱스가 혈중 콜레스테롤의 감소에 도움을 줄 수 있는지를 증명하는 결정적인 증거가 존재하지 않는다. 이 분야에 긍정적인 결과를 보고한 논문만큼이나 반대되는 결과에 도달한 연구도 많다. 어떤 프로바이오틱스 균주가 콜레스테롤 감소에 더 효과적인지 앞으로 진행될 많은 연구들이 밝혀줄 것이라 믿는다.

✛ 관절염

류마티스성 관절염은 세계적으로 증가하고 있는 현대인의 질환 중 하나로 면역세포가 자신이 보호해야 할 대상인 관절조직을 파괴시켜 발생하는 자가면역질환이다. 주로 중장년 여성에게 발생하는 것으로 알려져 있으나 이제는 젊은 여성에게도 자주 발생한다. 대한류마티스학회가 지난 2009년에 발표한 자료에 따르면, 류마티스성 관절염 진단을 받은 여성의 39%가 30대 이하였으며, 20대 이하에 진단을 받은 환자도 15%나 되었다.

프로바이오틱스는 류마티스성 관절염에 사용하기 적합한 항염작용과 면역조절기능을 가지고 있다. 2003년에 발표된 논문에서 프로바이오틱스균 중에 락토바실러스 GG를 류마티스성 관절염 환자들에게 섭취시켜 비교군에 비해 증상을 개선시킨 바가 있다. 비록 통계학적으로 큰 의미는 없었지만, 류마티스성 관절염 인자RA를 측정하는 지표가 락토바실러스 GG를 섭취한 그룹에서 71% 감소되는 것이 관찰되었다. 비교군에서는 감소율이 30%에 머물렀다.[126]

관절통을 일으키는 원인은 여러가지다. 물리적 충격, 박테리아나 바이러스의 감염, 면역질환 등 원인은 다양하나 만성통증을 야기시키는 기본적인 매커니즘은 염증반응이다. 염증과 염증 대사산물이 관절에 분포된 신경을 자극하여 통증을 일으키는 것이다. 염증성 장질환을 앓는 사람들이 관절통을 함께 앓을 확률이 높다는 사실은 염증과 통증의 관련성을 잘 보여준다. 관절통으로 고생하던 염증성 장질환 환자들이 프로바이오틱스를 섭취했더니 장의 염증뿐만 아니라 관절통의 증상도 함께 개선되는 것이 확인되었다.[127]

통풍

통풍은 혈중 요산의 농도가 높아서 발생하는 질환이다. 요산의 농도가 높아지면 관절낭에 바늘과 같은 결정체를 이루어 침착하는데, 현미경으로 보면 자그마한 수정 결정체가 관절 안에 자라는 것 같은 형상을 하고 있다. 이 뾰족한 물질들이 관절을 자극하여 심한 통증과 염증반응을 일으키고, 적절한 치료가 이루어지지 않으면 관절을 영구적으로 손상시킨다.

요산은 아미노산의 한 종류인 퓨린purine의 대사를 통해 형성된다. 퓨린은 육류에 다량 함유되어 있다. 통풍은 대체로 성인 남성에게 발생하나 여자도 폐경기 이후에는 발생할 확률이 높아진다. 통풍은 육류 섭취가 풍부한 사회에서 흔히 발생하기 때문에 '부자의 병Rich man's disease'이라고도 불린다. 과다한 단백질 섭취와 더불어 지방이 높은 음식과 알코올의 섭취가 통풍과 관련 있다고 한다. 통풍 환자들은 육식을 피하고 식단을 채소 위주로 바꾸는 게 좋다. 단, 시금치와 아스파라거스에도 퓨린이 다량 함유되어 있기 때문에 너무 많이 섭취하지 않도록 주의해야 한다.

음식을 통하여 인체에 들어온 요산의 배출은 약 30%를 장이 담당한다. 실제로 프로바이오틱스를 섭취시켜 혈중 요산의 농도를 줄

였다는 논문이 발표되었다.[128] 또한 프로바이오틱스의 항염효과는 통풍으로 인한 염증반응을 낮추는 데 기여할 수 있다. 통풍은 재발률이 높고, 사용되는 치료제가 간에 부담을 줄 수 있다. 하지만 프로바이오틱스는 장기간 사용해도 부작용 걱정이 없고, 장을 보호하는 역할을 하기 때문에 앞으로 프로바이오틱스에 대한 연구가 기대되는 상황이다.

✛ 글루텐불내증

글루텐불내증Gluten Intolerance, 일명 셀리악병Celiac disease은 글루텐이란 물질에 면역체계가 비정상적인 반응을 일으켜 장상피세포를 파괴하는 자가면역질환이다. 글루텐이란 밀가루 같은 곡물에 들어 있는 단백질로 밀가루 고유의 점도를 결정해주는 물질이다(글루텐은 밀, 보리, 호밀, 귀리에 들어 있으며 쌀, 옥수수, 콩에는 들어 있지 않다). 글루텐불내증 환자들은 장상피세포의 손상으로 영양분의 흡수가 잘 일어나지 않아 설사와 빈혈 등의 영양장애를 보일 수 있으며, 성장기 어린이의 경우 더욱 심각한 문제를 일으킬 수 있다.

글루텐불내증을 가진 아이들의 장내세균은 정상 아동과 다르다고 알려져 있어, 이 또한 프로바이오틱스가 기여할 수 있는 분야로 추정된다.[129] 한국인에게 글루텐불내증은 매우 드물지만, 글루텐의 소화와 분해가 잘 이루어지지 않아 장의 불편함을 호소하는 경우는 흔하다. 이 경우, 셀리악병과 무관하기 때문에 비셀리악성 민감증 Non-celiac Gluten Sensitivity이라고 불리는데, 약 15%의 인구가 이 문제를 겪고 있다. 이는 글루텐 자체가 복합단백질이라 소화가 효율적으로 일어나지 못하기 때문에 발생한다. 나이가 들면서 소화기능이 떨어진 노년층이 늦은 시간에 밀가루 음식을 부담스러워하는 이유도 같은 원리다.

요즘은 글루텐이 들지 않은 글루텐-프리gluten-free 제품도 출시되어 있다. 본래 글루텐이 함유되지 않은 음식을 먹어야 하는 글루텐 불내증 환자를 위해 만든 제품이지만, 웰빙문화가 세계적으로 번지면서 이제는 건강한 음식을 추구하는 사람들에게 각광받는 시장이 되었다. 글루텐-프리 시장이 커진 가장 큰 이유는 글루텐이 밀가루 알레르기를 일으키는 물질이기 때문이다. 특히 아이들에게 알레르기를 일으킬 수 있는 음식을 가능하면 일찍부터 접하게 하지 않으려는 부모들 사이에 관심이 높다.

프로바이오틱스의 글루텐 분해효과에 대한 흥미로운 논문도 존재한다. 8가지 프로바이오틱스를 혼합한 VSL#3 제품이 밀가루알레르기를 일으키는 글루텐을 분해할 수 있는지를 실험했다.

아래 사진의 2~9번처럼 8가지 프로바이오틱스균을 각각 밀가루와 혼합하여 숙성했을 때는 글루텐이 분해되지 않았다. 하지만 10

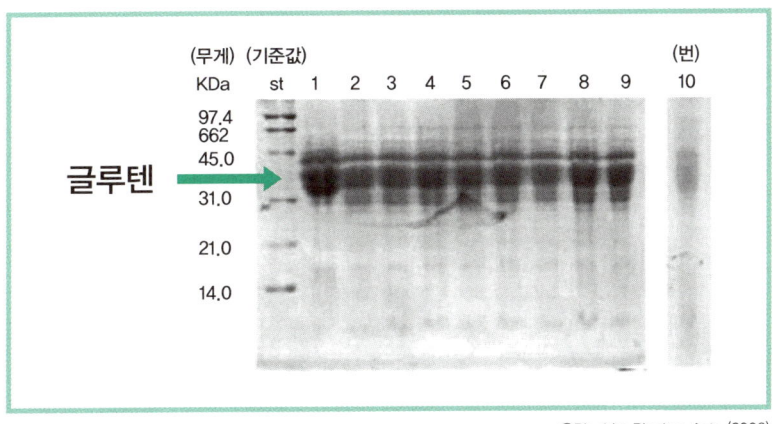

©Biochim Biophys Acta (2006)

번과 같이 8가지 균을 함께 밀가루와 숙성시키자 비로소 글루텐이 분해되는 것이 관찰되었다. 이 실험 결과는 프로바이오틱스에 글루텐을 분해하는 효과가 있음을 보여주는 동시에 유익균이 함께 협동하여 만들어내는 시너지 효과를 알게 해준다. 실제로 장에 사는 유익균들은 생존을 위해 서로 도와가며 사는 특성을 보인다.[130]

✚ 뇌-장 축 이론

누구나 긴장을 하면 소화가 잘 되지 않는다. 스트레스는 뇌신경계와 장기능의 연관성을 보여주는 좋은 예로 과민성장증후군을 일으키는 원인으로도 알려져 있다.

뇌-장 축 이론Brain-Gut Axis이란 뇌Brain와 장Gut이 축Axis을 이루며 서로 영향을 준다는 학설이다. 뇌와 장의 소통이 뇌에서 장으로 전달되는 단순한 일방통행이 아니라 장 또한 뇌에 영향을 준다는 이 학설을 뒷받침하는 증거들이 의학계에서 꾸준히 발표되고 있다. 뇌-장 축 이론을 설명하는 예들은 과민성장증후군을 비롯하여 자폐증, 주의력·집중력장애와 같은 문제에 이르기까지 다양하다. 이 학설에 따르면, 스트레스가 장 트러블을 야기시킬 수 있듯이 장내 환경, 특히 장내세균의 구성이 뇌에 영향을 미칠 수 있다고 한다.

뇌와 장 환경이 서로 영향을 주고받는 증거들이 계속 발표되면서 프로바이오틱스가 뇌기능에 영향을 줄 수 있음을 보여주는 논문도 꾸준히 발표되고 있다. 비피도박테륨 인판티스B. infantis를 섭취시켜 우울증 증상을 호전시킬 수 있었다는 동물 실험 논문이 발표된 바 있으며,[131] 2010년에는 미국 소화기병 주간 학술대회Digestive Disease Week에서 프로바이오틱스가 공간 기억력과 탐구력, 문제해결력을 증가시킨다는 동물 실험 결과가 발표되기도 했다. 미로를 이용한 이 실험에서 프로바오이틱스를 섭취한 쥐들의 문제해결력이 그렇지 않은 쥐들에 비해 월등히 높았다.[132] 아직은 이 분야에 대한 논문 대부분이 동물 실험 단계에 머물고 있지만, 면역세포의 80%가 살고 있는 장의 환경이 인체의 다른 부위에 직간접적으로 영향을 줄 수 있다는 것은 매우 설득력 있는 말이다.

자폐증

2000년 《소아신경학》 학술지에 항생제로 퇴행성 자폐증을 호전시킬 수 있다는 논문이 발표되었다. 퇴행성 자폐증이란 정상적으로 성장하던 아이가 점차 자폐증 증상을 보이는 것을 말하는데, 생후 15~30개월에 주로 나타난다. 퇴행성 자폐증을 가진 아이들의 병원 기록을 조사해보면 항생제 복용과 이에 따른 설사를 경험한 경우가 많다. 샌들러 교수가 이끄는 연구팀은 자폐증과 신경독소*를 분비하는 장내유해균 사이에 연관이 있다는 가설하에 퇴행성 자폐증 환자 10명에게 항생제를 복용시켰는데, 그중 8명에게서 자폐증 증상이 호전되었다고 한다. 안타깝게도 항생제를 중단한 후 그 효과는 지속되지 못했다. 하지만 이 실험으로 장내세균이 뇌에 미치는 영향을 간접적으로 증명할 수 있었다.[133]

---

* 신경조직에 독성을 띠거나 신경조직을 파괴할 수 있는 독소.

ADHD

주의력결핍 과잉행동장애Attention Deficit Hyperactivity Disorder, 일명 ADHD 진단을 받은 아이들은 태어나서 중이염을 10회 이상 앓았던 경험이 일반 아이에 비해 세 배 이상 높았으며, 이에 따른 항생제 사용 횟수도 현저히 높았다는 논문이 발표되었다. 이는 항생제로 인해 아이들이 건강한 장내세균총을 형성하는 데 문제가 있었음을 보여주는 통계다. 생후 1년 안에 항생제를 복용한 아이들이 항생제의 사용량과 사용기간에 비례하여 알레르기체질이 될 확률이 높아지는 것처럼 장내세균의 구성이 면역뿐만 아니라 뇌에도 영향을 줄 수 있다는 것이다.[134]

최근 의학계에서는 ADHD를 알레르기와 관련된 질환으로 바라보는 시각이 형성되고 있다. 의학적으로 집중력 장애를 보이는 아이들의 건강상태를 분석해보면 알레르기가 있을 확률이 높고, 문제의 패턴도 공통분모가 많은 것으로 보이기 때문이다.[135] 앞으로도 면역요법이나 프로바이오틱스를 이용한 면역기능의 정상화로 ADHD를 개선하는 연구결과가 기대된다.

+ 신장결석

신장결석은 건강에 문제가 없는 사람에게도 발병할 수 있지만, 일반인에 비해 궤양성대장염이나 크론병과 같이 염증성장질환을 앓는 환자에게 발생할 확률이 10~100배 정도 높다. 이는 장내 환경, 염증, 신장결석의 형성이 서로 연관되어 있음을 시사한다.

신장결석을 구성하는 가장 주된 성분은 옥살산칼슘Calcium Oxalate이다. 옥살산Oxalate은 시금치 같은 식물에 함유된 성분으로 장내세균에 의하여 대부분 대사된다. 하지만 장기적으로 항생제를 복용하거나 유전적인 요인으로 장내유익균이 손상되면 이 물질이 적절하게 분해되지 못한 채 흡수되어 혈중농도가 높아진다. 이는 칼슘과 결합하여 신장석을 형성하는 조건을 마련한다.

2005년에 발표된 논문에 따르면 락토바실러스 아시도필루스L. acidophilus, 락토바실러스 브레비스L. brevis, 스트렙토코커스 서머필러스Streptococcus thermophilus, 비피도박테륨 인판티스B. infantis 이 네 가지 균을 함유한 프로바이오틱스가 옥살산의 장내 흡수를 줄임으로써 신장결석의 형성을 예방하는 데 도움을 줄 수 있다.[136]

만성신부전

말기 신부전 환자는 신장콩팥기능을 상실하여 신장을 통해 배설되거나 대사되어야 하는 물질이 몸에 축적된다. 이렇게 축적되는 요독물질은 심장, 신경계를 비롯한 몸의 여러 장기에 나쁜 영향을 주어 건강을 위협하고, 심한 경우 사망에 이르게 한다. 이러한 요독물질 중 장내세균이 만들어내는 페놀Phenols, 인돌Indoles, 아민Amines 같은 대사물질이 중요시되고 있다.[137] 장내세균에 의한 대사물질이 만성신부전 진행, 심혈관 질환, 골대사 질환에 중요한 역할을 하는 것으로 밝혀졌기 때문이다. 또한 이 대사물질들의 혈중농도는 임상적인 예후와도 관련이 있다. 이는 만성신부전 치료에 중요한 것이 바로 장내세균에 의해 생성되는 유해한 대사물질을 억제하는 일이라는 사실을 시사한다. 특히 장내세균 대사물질들은 단백Protein과 결합하는 성격 때문에 신장투석을 해도 잘 제거되지 않으므로 형성을 예방하는 것이 무엇보다 중요하다.[138]

만성신부전 환자는 신기능 저하로 요독물질이 축적되고, 식이요법으로 섬유소 섭취가 적어 변비가 흔하게 발생한다. 프로바이오틱스는 신부전 환자의 장내세균 성장을 조절해 요독물질의 축적을 감소시키는 데 도움을 주며,[139] 장 연동운동을 개선시켜 변비에도 효과가 있다.

✚ 여성질환

남성과 달리 함몰된 구조를 가진 여성의 생식기는 세척을 통해 청결을 유지하기 어렵다. 그래서 이곳의 건강을 지키기 위해 인간은 유산균을 상주균으로 받아들였다. 여성 감염은 세균, 바이러스, 진균 등 다양한 원인으로 발생한다. 유익한 상주균은 질벽에 붙어 살면서 유해균의 침입을 막아주고 청결을 유지해주는 필수적인 존재다.

질 감염이 발생하면 불편한 느낌과 불쾌한 냄새가 생기고, 분비물이 증가한다. 하지만 대부분은 감염이 일어나도 증상을 못 느끼기 때문에 오랫동안 방치되는 경우가 많다. 감염이 지속되면 유익균의 수도 지속적으로 줄어들 수 있다. 유익균의 감소는 성병균을 비롯한 다른 균의 침입을 용이하게 만들어 2차 감염을 발생시킬 수 있고, 성병균을 파트너에게 옮길 확률도 높아진다. 2005년에 발표된 논문에서는 박테리아성 질염을 가진 에이즈 환자의 질에 락토바실러스균과 HIV 바이러스의 수가 반비례하는 것으로 나타났다. 유익균이 줄면 바이러스가 증가한다.[140]

질내상주균이 유해균의 성장을 억제하는 가장 중요한 효과는 산도$_{pH}$를 낮추는 것이다. 유해균은 산성 환경에서 잘 살아남지 못한다. 식초를 이용하여 도마를 청결하게 관리하는 경우를 생각하면 이해하기 쉽다. 유산균은 박테리오신과 과산화수소수 같은 항균물질을 형성하여 유해균을 억제한다. 건강한 질에는 락토바실러스균이 주를 이루는데, 이 균의 70~95%가 과산화수소수를 형성한다. 그러나 질염이 발생한 경우에는 이 수치가 5%로 감소한다.[141] 과산화수소수를 형성하는 락토바실러스균의 중요성은 요로감염 환자의 사례를 보아도 알 수 있다. 요로감염 환자의 질내 균을 분석하면 이 유산균의 수가 감소하고, 이와 반비례하여 대장균의 수가 증가한 것을 볼 수 있다.[142]

임신 중에는 호르몬 변화 때문에 질염이 발생하는 경우가 있다. 질염이 일으키는 염증반응은 조산이나 미숙아와 같은 문제를 야기할 수 있다. 태아는 하루가 다르게 성장한다. 35주 된 태아의 뇌 무게는 39주 된 태아보다 1/3이 적은데, 단 4주의 차이가 만들 수 있는 뇌 성장의 차이가 그만큼 크다고 하겠다. 그렇기 때문에 뱃속의 아기가 충분히 자라서 세상에 나올 수 있도록 임산부의 산도$_{pH}$를 적절하게 유지하는 것이 중요하다. 특히 임신 중에는 약을 사용하는 것이 조심스럽기 때문에 부작용 걱정이 없는 프로바이오틱스가 적합하다.

유익균 중에는 락토바실러스균이 여성질환에 가장 효과적인 것으로 알려져 있다. 세 종류의 락토바실러스균—플란타룸$_{L.\ plantarum}$, 살리바리우스$_{L.\ salivarius}$, 브레비스$_{L.\ brevis}$—을 혼합한 프로바이오틱스가 박테리아성 질염의 치료에 효과적이며,[143] 성병을 일으키는 헤르페스균의 세포 감염도 억제해준다.[144] 항생제와 같은 약물치료 후에 프로바이오틱스를 사용하면 여성감염 재발을 예방하는 데 도움이 된다.[145]

박테리아성 질염과 주로 칸디다균에 의해 발생하는 진균성 질염은 재발률이 40~50%에 이르는 재발 가능성이 높은 질환이다. 약물을 반복적으로 사용하면 내성균 발생을 일으킬 우려가 있고, 화학약품은 유익균도 함께 손상시키기 때문에 치료 후 재감염에 취약해질 수 있다. 약품을 통해 유해균을 없애는 것보다 유익균의 수를 증가시켜 여성 건강을 지키려는 자세가 바람직하다.

✚ 구강 건강

소화관은 입에서 시작하여 항문으로 끝나는 약 7.5m에 달하는 관이다. 소장, 대장과 마찬가지로 구강에도 수많은 미생물이 살고 있다. 구강에는 종류만 해도 600가지가 넘는 균이 살고, 침 1mL에는 수백억 마리의 균이 살고 있다. 입은 우리 몸에 음식물이 들어오는 입구이면서 동시에 유해균이 침입하는 입구이기 때문에 유익한 상주균의 존재가 필수적이다.

구강의 건강상태에 따라 균의 구성이 달라진다. 건강한 잇몸에는 호기성 그람양성균이 주를 이루는 반면, 구강질환이 발생한 잇몸에는 혐기성 그람음성균이 많다. 장내세균과 마찬가지로 구강에 상주하는 균의 구성을 건강하게 유지하는 게 중요하다. 잇몸병을 만성적으로 앓는 환자의 구강에 사는 유산균의 종류와 수는 건강한 잇몸을 가진 사람들과 차이가 있다. 특히 치주질환 환자의 잇몸에는 락토바실러스 가제리L. gasseri 유산균이 적은 것이 관찰되었다.[146]

유익균이 구강 건강을 증진시킬 수 있다는 근거는 치즈나 요구르트 같은 유산균이 함유된 음식을 먹는 사람들의 구강상태가 일반인에 비해 건강하다는 사실에서 찾을 수 있다.[147] 실제로 락토바실러스 브레비스L. brevis CD2라는 프로바이오틱스가 치주질환으로 인한 잇몸출혈과 잇몸염증을 현저하게 줄일 수 있고, 베체트병에서 나타나는 심한 구강궤양에도 효과적이라는 사실이 밝혀졌다.[148] 프로바이오틱스는 충치 예방에도 도움을 준다. 2001년에는 락토바실러스 GG균이 함유된 우유를 먹은 아동의 충치 발생률이 낮았다는 결과가 발표되었다. 이 논문에 따르면, 특히 3~4세 아동에게서 충치 발생률이 감소하는 현상이 두드러지게 나타났다고 한다.[149]

Part 04

생활 속의 프로바이오틱스

몸에 유익한 프로바이오틱스는 많지만
제품마다 함유된 균의 종류와 수가 다르므로
효과를 보기 위해서는
꼭 확인해야 할 사항이 있다

✚ 유기농 식품, 알고 먹자

유기농 식품에 대한 관심이 꾸준히 높아지고 있다. 화학약품을 사용하지 않고 자연의 섭리에 충실하여 기르고 재배하는 유기농의 이미지 덕분에 '유기농=건강한 식품'이라는 공식이 성립될 정도다. 주변에서 종종 유기농 식단으로 아이의 아토피가 치유되었다거나 암을 극복했다는 사람들을 찾아볼 수 있다. 정말 유기농 식품이 아토피를 치유하고 암을 정복시켰다면 유기농 작물의 어떤 성분이 이런 기적을 만든 것일까?

사실 유기농 채소·과일은 화학비료나 살충제를 사용한 경우에 비해 영양 성분에는 큰 차이가 없다. 유기농으로 자란 당근의 경우, 함유된 베타카로틴Betacarotin이 일반 작물에 비해 더 높지는 않다. 하지만 유기농 채소에는 영양분 말고 일반 작물에 없는 것이 있다. 유기농 채소에는 살충제나 방부제 같은 화학약품이 묻어 있지 않다.

엄마들이 사과 껍질에 비타민이 많이 함유된 줄 알면서도 굳이 아이에게 껍질을 깎아서 먹이는 것도 바로 이 보이지 않는 물질에 대한 걱정 때문이다. 살충제는 상품 가치를 높이려는 목적으로 사용된다. 맛있는 과일은 사람만 좋아하는 것이 아니다. 벌레도 맛있는 사과를 한입 베어 물고 싶기는 마찬가지다. 하지만 벌레 먹은 사과를 사람들이 사려고 하지 않기 때문에 상처 없이 깔끔하고 예쁘게 만들기 위해 살충제를 사용한다.

방부제 또한 문제다. 음식이 썩는 것은 자연의 이치다. 채소가 땅에서 뿌리 뽑히고, 열매가 나뭇가지에서 떨어지는 순간부터 시작하여 모든 음식물은 썩는 과정을 통해 자연으로 되돌아간다. 이 자연의 섭리를 담당하는 것이 바로 균이다. 수확된 채소나 과일이 마을 단위로 거래되는 시대를 지나 이제는 농작물이 재배되는 나라와 소비되는 나라로 분류되는 경우가 많다. 생산자와 소비자의 거리가 멀어질수록 농작물의 보존기간을 늘리는 것이 중요한데, 이때 사용되는 것이 방부제다. 음식물이 썩지 않게 도와주는 방부제·살충제는 자연의 섭리를 역행하는 인위적인 방법이다. 과일과 채소에 묻어 있는 이러한 물질이 우리 몸에 들어오면 피해를 가장 많이 받는 것이 바로 장에 살고 있는 균이다.

유기농 농작물에는 미생물이 듬뿍 들어 있다. 유기농 채소·과일은 화학약품에 노출되지 않았기 때문에 자연의 대부분을 구성하는 유익균과 무해균을 함유하고 있는 것이다. 화학물질이 묻어 있지 않은 유기농 식품을 섭취하면, 우리 장의 유익균 구성이 높아지고 유익한 균 덕분에 면역기능도 높아질 수 있다. 우리 몸에 살고 있는 자연균을 보호하기 때문에 유기농 식품이 진정으로 가치 있는 것이다.

+ 프리바이오틱스, 신바이오틱스

좋은 음식이란 인체에 유익한 영양분을 골고루 많이 함유한 음식이라고 정의할 수 있다. 하지만 동일한 음식을 섭취해도 효과는 개인마다 차이가 있을 수 있다. 그렇기 때문에 '어떤 것을 먹느냐'보다 중요한 것은 '몸에 들어온 음식에 어떤 반응대사와 흡수을 보이느냐'라고 볼 수 있겠다. 동일한 몸이라도 장에 어떤 균이 살고 있는지가 건강상태에 영향을 줄 수 있다. 유익균이 많이 사는 장은 음식물의 대사와 면역기능이 정상적으로 기능하지만, 유해균이 많은 장은 감염질환과 면역질환이 쉽게 일어난다.

장내 환경을 결정하는 중요한 요소로 프로바이오틱스 외에도 프리바이오틱스, 신바이오틱스가 있다.

프리바이오틱스Prebiotics는 프로바이오틱스가 '생명bio을 위한pro 친생제'로 해석되는 반면, 프로바이오틱스에서 pro 부분이 빠지고 이 자리에 pre가 들어간 형태다. pre란 '이전before'이라는 뜻이다. 직역하면 '생명의 전구체'로 해석할 수 있는데, 풀어 쓰자면 '생명미생물을 위한 음식'이라고 할 수 있다.

프리바이오틱스는 사전적인 의미로, '인간이 이 물질에 대한 소화효소를 분비하지 못하기 때문에 소화시킬 수는 없지만 장내유익균의 성장에 도움을 주어 숙주인간의 건강에 도움을 주는 물질'이다. 가장 좋은 예는 섬유질로, 인간은 이 물질을 소화시킬 수 있는 능력이 없다. 하지만 섬유질은 장내유익균의 좋은 먹잇감으로 이들의 성장을 돕고 궁극적으로 우리 몸의 건강에 기여한다. 특히 프리바이오틱스는 성장기 어린이가 칼슘을 흡수하도록 도와주고,[1] 장 연동운동을 증가시켜 노년층에 흔히 발생하는 변비를 완화시키는 효과가 있다.[2]

요즘에는 신바이오틱스Synbiotics라는 신조어가 많은 관심을 받고 있다. 'syn'이란 시너지synergy의 앞부분에서 따온 것이다. 신바이오틱스란 인체에 유익한 균프로바이오틱스과 이 균의 성장을 돕는 물질프리바이오틱스이 합쳐진 단어다. 즉 유익균과 이 균들에게 필요한 영양분을 함께 섭취하여 시너지 효과를 기대하는 콘셉트로, 앞으로 좋은 신바이오틱스 제품의 개발이 기대된다.

+ 프로바이오틱스 섭취하기

태어날 때 아기는 자연분만 과정에서 엄마의 산도産道에 살고 있는 유익균을 물려받거나 엄마의 젖을 빨면서 유익균을 받는다. 이렇게 처음에는 엄마를 통해 유익균을 얻은 뒤 아기는 주위 환경을 통해 다양한 균과 접촉하면서 직접 유익균을 받아들이게 된다. 따라서 유익한 균을 접할 수 있도록 프로바이오틱스가 함유된 식품을 많이 섭취하는 게 중요하다. 유익한 균을 얻는 방법은 프로바이오틱스가 함유된 건강한 음식부터 건강보조제까지 다양하다.

화학약품을 사용하지 않고 유기농 방식으로 재배된 과일과 채소에는 다양한 유익균이 살고 있다. 또한 유기농 작물에는 균을 죽이는 살충제나 방부제가 들어 있지 않아 우리 몸에 있는 유익균이 손상되지 않는다. 과일과 채소에 들어 있는 풍부한 섬유질은 장내유익균의 성장을 돕는 프리바이오틱스다.

우유를 발효시켜 만든 요구르트, 치즈와 같은 발효유제품은 프로바이오틱스를 섭취할 수 있는 좋은 음식이다. 하지만 발효유제품을 만드는 과정에서 사용되는 열처리는 프로바이오틱스균을 파괴시킬 수 있기 때문에 저온살균 요법으로 만들어진 제품을 선택하는 것이 좋다. 어떤 제품들은 열처리 후 다시 프로바이오틱스를 첨가하기도 한다. 서로 다른 제품에 표기된 균의 종류와 수를 비교해보는 것이 좋은 제품을 선택하는 데 도움이 된다.

김치, 된장, 낫토는 유산균이 일으키는 발효과정을 통해 만들어진 대표적인 프로바이오틱스 음식이다. 한국의 김치는 세계적으로도 잘 알려져 있다. 2006년 미국의 건강전문지 《헬스 닷컴Health.com》 3월호에 세계적인 건강 음식 다섯 가지가 소개되었는데, 그중 하나가 바로 김치다.* 김치는 비타민과 프로바이오틱스를 함께 섭취할

---

* 나머지 네 가지는 스페인의 올리브유, 일본의 콩(낫토), 그리스의 요구르트, 인도의 렌틸콩이다.

수 있는 좋은 음식이다. 발효식품은 프로바이오틱스를 함유하고 있을 뿐만 아니라 발효과정에서 형성되는 유익한 물질을 함유하고 있다. 다만 발효식품은 끓이는 등 고열을 가하면 함유된 유익균이 죽게 된다는 점에 유의해야 한다.

프로바이오틱스는 다양한 음식에 함유되어 있지만 음식마다 포함된 종류와 양이 천차만별이라 음식을 통해 특정 유익균을 얻기는 쉽지 않다. 이럴 경우 필요한 프로바이오틱스균만을 섭취할 수 있도록 만들어진 다양한 건강기능제품과 식품보조제가 있다. 대부분 동결건조된 유익균을 캡슐·정제·분말 형태로 섭취할 수 있도록 되어 있다. 유당불내증이 있어 유제품 섭취가 용이하지 않은 이들도 먹을 수 있고, 음식물로 섭취할 때 생기는 과잉 칼로리의 문제도 없다.

➕ 프로바이오틱스균의 종류

프로바이오틱스균으로 사용되는 가장 대표적인 박테리아로 락토바실러스와 비피도박테리아가 있다. 이외에도 박테리아가 아닌 진균인 사카라미세스 보울라디 혹은 호기성 그람양성균인 엔테로코커스 페슘이 사용되기도 한다. 프로바이오틱스는 유익균이 가지는 일반적인 효과들, 다시 말해 유해균의 억제·장벽막 강화· 대사작용·면역조절기능을 공통적으로 보이지만, 균종에 따라 특징이 다르게 나타난다.

대부분의 프로바이오틱스는 여러 균을 혼합한 복합유산균제제 형태다. 균을 혼합할 경우 각각의 균이 가진 효과뿐만 아니라 서로 도움을 주어 시너지 효과를 나타내기도 한다. 아래는 프로바이오틱스 제품에 주로 사용되는 균들이다.

락토바실러스균 Lactobacillus

락토바실러스Lactobacillus는 우유의 유당을 뜻하는 'lacto'와 막대 모양을 뜻하는 'bacillus'가 합쳐져서 '유당을 분해하는 막대 모양의 균'이라는 의미로 붙은 명칭이다. 주로 요구르트, 치즈 그리고 김치 같은 발효식품에 들어 있는 이 균은 오랫동안 인간의 역사와 함께한 프로바이오틱스균이다. 오랜 기간을 함께한 만큼 관련 연구가 활발히 진행되어 프로바이오틱스균 중에 학술적으로, 상업적으로 가장 많이 이용되는 균이다.

1) 락토바실러스 아시도필루스Lactobacillus acidophilus: 발효유제품에서 발견되는 균으로 장과 질벽에서 관찰되기도 한다. 장까지 살아남는 능력이 우수하다. 과산화수소수 및 천연항생물질(Lactocidin, Acidophilin 등)을 형성하여 포도상구균, 살모넬라균과 같은 유해균을 억제한다.

2) 락토바실러스 브레비스Lactobacillus brevis: 일명 라브레균으로, 항염작용을 통해 헬리코박터로 인한 위 염증의 감소, 잇몸병, 베체트병에 효과적이다.

3) 락토바실러스 불가리쿠스Lactobacillus bulgaricus: 불가리아 사람들이 애용하는 발효유제품에서 발견된 유산균이다. 주로 요구르트 제조 시 사용된다. 면역물질과 항균물질을 형성하고, 변비와 설사에 도움을 주는 등 다양한 효능이 밝혀졌다. 장에 정착해 살지는 못하지만 유당분해효소를 형성하여 유당불내증에 도움을 준다.

4) 락토바실러스 카제이Lactobacillus casei: 카제이casei는 치즈를 의미한다. 다른 락토바실러스와 같이 면역조절 능력, 유해균 억제와 설사에 도움을 준다. 장내세균의 구성 변화와 대사작용에도 효과가 있다. 특히 야쿠르트균Lactobacillus casei Shirota이 가장 잘 알려져 있다.

5) 락토바실러스 퍼멘텀Lactobacillus fermentum: 요도 감염, 여성 건강에 도움이 된다.

6) 락토바실러스 헬베티커스Lactobacillus helveticus: 치즈 제조 시 주로 사용되며, 고혈압을 낮춰준다.

7) 락토바실러스 존소니이Lactobacillus johnsonii: 면역조절에 관여하는 균이다.

8) 락토바실러스 파라카세이Lactobacillus paracasei: 설사완화 등 장 연동운동을 정상화시키는 능력을 보인다.

9) 락토바실러스 플란타룸Lactobacillus plantarum: 식물에서 추출한 유산균으로 면역조절 효과와 더불어 항균물질 락톨린Lactolin을 형성하여 포진 바이러스를 억제하는 효과가 있다.

10) 락토바실러스 루테리Lactobacillus reuteri: 모유에서 발견된 균으로 내산성이 강하다. 항균물질 루테린Reuterin을 형성하여 유해균을 억제한다. 설사와 아토피를 포함한 다양한 질환에 대한 효과를 다룬 논문이 있다.

11) 락토바실러스 람노서스Lactobacillus rhamnosus: 내산성이 강해 소장과 여성의 질벽에 살고, 여성 건강에 도움을 준다. 요구르트를 포함한 유제품에 많이 사용된다. 장벽에 잘 부착하여 유해균의 침입을 억제해주고, 항암물질을 감소시킨다. 특히 락토바실러스 GG균LGG, Lactobacilllus rhamnosus GG이 유명하다. 1985년 이 균을 발견한 셔우드 고르바크Sherwood Gorbach와 베리 골든Barry Golden 두 사람 성의 머리글자를 딴 명칭이다. 많은 연구논문이 존재하며, 면역조절 효과가 뛰어난 것으로 알려져 있다.

12) 락토바실러스 살리바리우스Lactobacillus salivarius: 장내세균 구성의 정상화에 기여한다.

비피도박테리아균 Bifidobacteria

건강한 장에 살고 있는 상주균으로, 모유를 먹는 아기 장의 대부분을 차지하는 유익균이다. 나이가 들면서 비피도박테리아의 수가 줄면 유해균의 수가 증가한다. 비피도박테리아의 대표적인 종류는 다음과 같다.

1) 비피도박테륨 브레브 Bifidobacterium breve: 아기의 장에서 추출되었다. 대장균을 억제하는 능력이 있으며, 세균성 설사에 도움을 줄 수 있다.

2) 비피도박테륨 인판티스 Bifidobacterium infantis: 면역 관련 물질의 형성을 자극하고, 항균물질을 형성하여 유해균을 억제하는 효과가 있다. 과민성장증후군과 염증성장질환에 대한 연구가 활발한 균이다.

3) 비피도박테륨 비피덤 Bifidobacterium bifidum: 대장과 여성의 질벽에 주로 산다. 유해균의 부착을 억제하며, 항생제와 같은 물질을 형성하여 유해균을 억제한다. 유해균으로 인한 설사에도 도움을 줄 수 있다.

4) 비피도박테륨 락티스 Bifidobacterium lactis: 대장에 주로 서식하며, 위산과 담즙에 잘 파괴되지 않아 장까지 살아서 갈 수 있다. 면역세포의 활성과 항생제 관련 설사에 도움을 줄 수 있다.

5) **비피도박테륨 롱검**Bifidobacterium longum : 내산성이 강하고 건강한 아기의 장에 주를 이루는 유익균이다. 항균제 형성, 설사와 알레르기 예방에 도움을 줄 수 있다.

스트렙토코커스 서머필러스균 Streptococcus thermophilus
요구르트를 만드는 데 주로 사용되는 균주다. 특히 유당을 분해하는 효과가 뛰어나다.

엔테로코커스 페슘균 Enterococcus faecium
유해균 억제효과가 있는 것으로 알려진 균주다.

사카라미세스 보울라디균 Saccharomyces boulardii
박테리아가 아닌 효모균진균으로 1926년 과일에서 추출되었다. 항생제 관련 설사와 여행자설사 같은 설사병에 도움을 줄 수 있다. 인간의 장에서 사는 상주균이 아니기 때문에 장에 정착하지 않는다. 그러므로 효과를 위해서는 지속적으로 섭취해야 한다. 박테리아가 아니기 때문에 항생제의 영향을 받지 않는다는 장점이 있다.

✚ 누가 섭취해야 하는가

항생제, 방부제와 같은 화학물질에 평생 노출된 현대인의 장에는 유익균의 수가 감소되어 있고, 이러한 문제가 현대인의 질환을 증가시키고 있다. 이제 프로바이오틱스는 건강을 위한 선택사항이 아닌 필수조건이다. 0세부터 100세에 이르기까지 모든 사람에게 프로바이오틱스가 어떻게 도움을 줄 수 있는지 알아보자.

임산부

건강하게 태어난 아기에게 아토피가 생길 확률은 일반적으로 약 20%에 해당한다. 하지만 부모 중에 아토피가 있다면 발병률이 크게 변한다. 엄마나 아빠 중 한 사람에게 아토피가 있었다면 아기의 아토피 발생 확률은 50%로 증가한다. 또한 부모 모두 아토피를 경험한 적이 있다면 확률은 66%로 높아진다. 이처럼 아토피 같은 질환은 유전적인 요소를 가지고 있다.

유전적인 요소를 씨앗에 비유한다면 환경적인 요소는 토양에 해당한다. 좋은 열매를 맺는 나무가 되기 위해서는 씨앗이 얼마나 좋은지가 중요하지만, 이에 못지 않게 씨앗을 심는 토양도 중요하다. 환경적인 요소는 유전적인 요소만큼이나 중요하다. 아기를 출산하는 엄마의 몸은 마치 토양과도 같다. 아기는 평생 같이할 상주균을 출산과정에서 엄마로부터 물려받는다. 그렇기 때문에 임산부가 얼마나 좋은 균을 가지고 있느냐가 중요하다. 건강한 상주균은 엄마가 아기에게 물려줄 수 있는 가장 큰 재산이며, 아기의 장 환경을 결정하는 토양이다.

임신과 수유기간에 엄마가 프로바이오틱스를 섭취하면 아기의 알레르기 예방에 도움이 된다는 것이 보고된 바 있다. 실제로 핀란드 임산부 중 알레르기 가족력이 있는 산모들에게 출산 전부터 프로바이오틱스를 섭취시키고, 출산 후에도 계속 섭취하도록 했다. 그 결과 프로바이오틱스를 섭취한 엄마가 낳은 아기의 알레르기 발병률이 복용하지 않은 경우의 절반밖에 안 되었다. 또한 논문 발표 후로도 이 아이들을 4년간 관찰하였는데, 예방효과가 꾸준히 지속되는 것이 확인되었다.*

알레르기체질을 가진 임산부에게도 프로바이오틱스가 필요하다. 모유 수유가 아기들의 건강에 좋다는 것은 잘 알려져 있지만 엄마가 알레르기체질일 경우, 오히려 모유만 먹이면 아기가 알레르기 체질이 될 확률을 높이기 때문에 수유 시 좋은 프로바이오틱스를 함께 섭취하는 것이 좋다.[3]

엄마의 산도産道를 지나면서 자연스럽게 유익균을 만나는 자연분만을 통해 출산하는 아기들과 달리, 제왕절개로 태어나는 아기들은 건강한 장내세균의 형성에 어려움을 겪게 된다. 알레르기 가족력이

---

* 자세한 내용은 파트3의 '면역질환' 편(78페이지)을 참고하기 바란다.

있는 산모가 제왕절개를 통하여 아기를 출산할 경우에도 프로바이오틱스를 임신 중에 섭취하면 아기의 알레르기 발생률을 거의 절반으로 줄일 수 있다는 고무적인 논문이 핀란드 헬싱키 대학에서 발표되었다.[4]

또한 임신 중 호르몬의 변화로 찾아올 수 있는 달갑지 않은 손님이 바로 질염과 변비다. 질염은 에스트로겐이 증가하여 진균이 질 점막에 붙어서 성장할 수 있는 환경이 형성되기 때문에 발생한다. 임산부 변비는 호르몬 수치의 변화(특히 프로게스테론의 증가)로 인해 장 근육이 이완되어 나타난다. 프로바이오틱스가 여성 건강과 변비에 도움을 줄 수 있다. 특히 임신 중에는 약물을 사용하는 것이 쉽지 않기 때문에 안전성이 검증된 프로바이오틱스의 사용이 돋보이는 시기다.

임산부뿐만 아니라 배앓이, 아토피와 알레르기질환을 앓는 면역력이 약한 신생아, 아기의 경우도 프로바이오틱스가 장을 튼튼하게 만들어 건강에 기여할 수 있다.

수험생과 직장인

시험 스트레스 때문에 우리나라 수험생의 약 20%가 과민성장증후군으로 고생하고 있다. 운동 부족과 불규칙한 식사는 증상을 더욱 악화시킨다. 과도한 업무와 스트레스에 시달리는 직장인 또한 과민성장증후군인 경우가 많다. 과민성장증후군은 설사, 복통, 변비 등 여러 얼굴을 가지고 있다.

이 질환을 효과적으로 치료할 수 있는 약은 아직까지 개발되지 않았다. 치료 가능성을 보여주는 몇 가지 약제가 나왔으나 안전성이 문제되어 시장에서 판매가 금지된 상태다. 같은 과민성장증후군이라도 사람에 따라 어떤 경우는 설사가 되고, 어떤 경우는 변비가 되는 질환이다 보니 모든 증상에 적용할 수 있는 기적의 약을 찾기란 쉽지 않다. 과민성장증후군의 원인이 무엇인지 정확히 규명되지는 않았지만, 장내세균의 구성과 관련 있다는 사실은 다수가 동의하는 부분이다. 스트레스가 장내세균의 구성에 문제를 일으킬 수 있다는 사실도 실험으로 밝혀졌다.[5] 프로바이오틱스는 과민성장증후군의 증상완화에 도움을 줄 수 있다.•

여성

장 이외에도 여성에게 유익균의 존재가 반드시 필요한 곳이 바로 질이다. 여성의 질은 산성을 띠고 있는데, 이곳에 살고 있는 상주균 대부분이 젖산과 같은 산성물질을 형성하는 유산균이기 때문이다. 질내상주균 대부분을 차지하는 락토바실러스균은 산도pH를 낮게 유지하여 유해균의 성장을 억제한다. 하지만 항생제와 같은 약물을 복용하면 유익균의 수가 감소되어 질염을 일으키는 요인으로 작용할 수 있다. 질염이 야기하는 불편감은 물론이거니와 만성 질염은

• 자세한 내용은 파트3의 '장질환' 편(89페이지)을 참고하기 바란다.

성병의 감염률을 증가시키고, 임산부에게는 조기분만을 야기시켜 미숙아가 태어날 확률을 높인다.

프로바이오틱스의 섭취가 여성 건강에 도움을 줄 수 있다는 논문도 다양하다. 2001년 영국 로슨 연구센터의 레이드 박사는 구강으로 섭취한 프로바이오틱스균이 장으로 흡수된 후 질 안의 유산균 수를 직접 증가시키는 것을 규명한 바 있다.[6] 2006년에는 하버드 대학의 온더덩크 박사가 프로바이오틱스가 질염을 일으키는 가드넬라균 Gardnerella vaginalis을 효과적으로 억제할 수 있다는 논문을 발표하기도 했다.[7]

피부 건강

'장 나쁜 미인 없다'라는 속담이 있다. 장이 건강해야 피부가 곱다는 의미로 해석할 수 있겠다. 장점막도 일종의 피부라는 것을 생각하면 건강한 장과 고운 피부가 서로 관계 있다는 말에는 일리가 있다.

구강에서 시작되어 항문에 이르는 긴 파이프와 같은 소화관을 덮고 있는 장상피조직은 엄연히 피부이며, 다른 피부와 서로 연결되어 있다. 일반적으로 한국 여성의 얼굴 면적은 대략 CD 3장에 해당되고, 장 전체 면적은 테니스 코트보다 넓다. 얼굴에 비해 만 배 이상 넓은 장 피부의 건강상태는 얼굴을 비롯한 다른 피부에도 영향을 미친다. 그래서 장에 염증이 발생하면 다른 부위로 번질 수 있다. 염증성장질환 환자에게 피부병변이 발생하는 경우가 바로 이 때문이다. 현명한 우리 선조들은 장 건강이 피부 건강과 직결되어 있음을 경험으로 알고 있었다. 프로바이오틱스를 섭취하면 장을 젊고 건강하게 지킬 수 있다.

'세라마이드Ceramide'라는 말을 들어본 적 있는가? 대부분 기능성 화장품에 함유된 성분으로 접했을 것이다. 상피세포가 형성하는 세라마이드는 피부의 보호막을 형성하는 지방성 물질로 수분의 손실을 막아주고, 피부를 통한 유해물질의 침입을 막는 기능을 담당한다. 보통 나이가 들면서 세라마이드의 형성이 줄어드는데, 감소된 세라마이드는 수분 유출을 일으키고 피부가 유해자극에 취약하게 만든다.

아토피와 건선환자의 피부에는 이러한 세라마이드가 감소된 것이 관찰된다. 세라마이드의 감소는 항원이 피부를 쉽게 통과하여 염증반응을 일으키는 원인이 된다. 이 경우, 프로바이오틱스가 세라마이드의 형성을 증가시킬 수 있다. 락토바실러스균이 형성하는 특정 효소가 상피세포의 세라마이드 형성을 증가시켜 아토피환자에게 도움을 준다.[8]

노년층

노년층의 장을 검사해보면 생리학적·조직학적 변화가 관찰된다. 나이에 따라 감염에 대한 저항력, 면역체계 기능, 영양분 흡수기능이 감소하는데, 이는 장내세균 구성의 변화와 관련이 있다.

65세 이후 장내유익균인 비피도박테리아의 수가 급격히 감소되고 건강 문제를 일으킬 소지가 있는 유해균의 수가 증가하게 된다.[9]

특히 환자의 경우, 문제는 더욱 심각하다. 65세 이상의 환자는 젊은 사람에 비해 락토바실러스의 수가 26배 적었다.[10]

락토바실러스와 비피도박테리아 같은 프로바이오틱스의 섭취는 면역기능 향상에 도움을 준다. 60세 이상의 성인 360명을 대상으로 프로바이오틱스가 함유된 우유와 그렇지 않은 우유를 먹은 대상을 비교하여 감기에 대한 저항력을 조사했다. 그 결과, 감기에 걸리는 확률은 두 군이 비슷했으나 프로바이오틱스를 섭취한 대상은 감기에서 더욱 빨리 회복되는 것이 관찰되었다(회복 기간이 20%까지 단축되었다).[11]

세포가 형성하는 면역물질을 측정하여 프로바이오틱스의 면역기능 향상 효과를 증명한 논문도 다양하게 존재한다. 2000년에 발표된 임상 논문에서는 노인들에게 비피도박테륨 락티스B. lactis를 복용시켰을 때 면역세포의 기능이 향상되었고,[12] 칠레의 70세 이상 노인을 대상으로 한 임상 실험에서도 락토바실러스 파라카세이L. paracasei를 4개월간 섭취시켰을 때 면역세포의 활성도가 높아졌다.[13] 또한 프로바이오틱스는 용종과 암 발생의 예방에도 도움을 줄 수 있다.*

입원환자

65세 이상의 연령층이 병원을 찾는 가장 빈번한 이유는 장기능과 관련된 문제다. 선진국의 경우, 설사로 사망하는 환자 중 85%가 고령환자다. 특히 병상에서 대부분 시간을 보내는 입원환자의 경우, 장 문제는 더욱 심각하다. 입원환자에게 자주 발생하는 문제는 주로 설사와 변비다. 항생제를 비롯하여 다양한 약물을 복용하는 탓도 있지만 병상에 누워 있느라 운동량이 부족한 것도 문제가 된다. 고령의 입원환자는 프로바이오틱스 섭취를 통해 배변활동에 도움을 얻을 수 있다.

병원에 입원한 65세 이상 노인을 대상으로 고농도의 프로바이오틱스 VSL#3를 하루에 한 포씩 45일간 섭취시켜 배변활동에 대한 변화를 연구하였다. 그 결과, 프로바이오틱스는 환자의 설사 발생률을 현저히 줄여주었고(58% 감소), 특히 80세 이상의 고령환자에게 그 효과가 두드러지게 나타났다(68% 감소). 변비 증상에도 도움을 주었다. 그 외에도 알부민Albumin**, 프리알부민Prealbumin, 단백질 같은 혈청단백질의 농도를 증가시켰으며, 이 효과는 80세 이상의 고령층에서 더 현저히 관찰되었다. 또한 프로바이오틱스가 입원 중 항생제를 사용하는 빈도를 낮추는 결과도 관찰되었다.[14] 이 프로바이오틱스는 튜브를 통해서 음식물을 섭취하는 중환자들에게도 도움을 줄 수 있다. 오스트레일리아에서 진행된 한 임상 실험에서는 중환자실에 입원한 환자들에게 프로바이오틱스를 섭취시켰더니 설사가 일어날 확률을 현저히 줄일 수 있었다.[15]

패혈증은 중환자들의 생명을 위협하는 심각한 문제로, 육체적·정

---

* 이와 관련된 자세한 내용은 파트3의 '암질환' 편(113페이지)을 참고하기 바란다.
** 간에서 형성되는 중요한 물질로 혈량의 조절과 혈류를 통해 영양소와 무기질을 운반하는 역할을 담당한다.

신적으로 약해진 환자에게 나타나는 스트레스 호르몬과 장의 국소성 빈혈, 이들에게 사용되는 면역억제제와 항생제 같은 약물 그리고 영양결핍으로 약화된 장벽막의 누수현상으로 균이 혈류로 유입되어 감염을 일으키는 상태를 말한다. 패혈증은 여러 장기의 장애가 동시에 발생하여 중환자를 사망에 이르게 할 수 있는 다발성 장기부전多發性臟器不全, Multiple Organ Failure을 일으키는 주된 원인이다. 프로바이오틱스는 장벽막 강화를 통해 패혈증의 예방에 도움을 줄 수 있다.[16]

+ 좋은 제품 선택하기

몇 년 전 미국 소비자연구소Consumer Lab에서 발표한 프로바이오틱스 제품에 대한 결과는 매우 흥미롭다. 소비자연구소가 미국에 시판 중인 프로바이오틱스 제품을 무작위로 추출하여 균 함량을 검사하였다. 검사 결과, 일부 제품은 실제 표기된 것보다 적게는 7%에서 많게는 58%밖에 함유되지 않은 것으로 밝혀졌다. 특히 프로바이오틱스 제품을 먹을 경우 균이 살아 있는 상태인지가 매우 중요한데, 제품에 표기된 것보다 살아 있는 균의 수가 1억~100억 마리까지 적은 경우가 있었다. 심지어 어떤 제품에는 표기된 균의 수와 실제로 살아 있는 균의 수가 100배나 차이를 보였다. 비록 미국 자료지만 이는 우리나라에서 유통되는 프로바이오틱스 제품의 질 또한 천차만별일 수 있음을 보여준다.

좋은 제품을 선택하는 것은 생각보다 쉬운 일이 아니다. 현재 한국 식약청에 등록된 프로바이오틱스만 거의 350여 종에 이른다고 한다. 그렇다면 좋은 제품을 선택하는 기준은 무엇일까? 좋은 프로바이오틱스의 선택 조건은 단어의 정의에서 그 열쇠를 찾을 수 있다. 세계보건기구가 정의하는 프로바이오틱스는 '충분한 양을 섭취했을 때 건강에 도움이 되는 살아 있는 균'이다. 이 정의에는 세 가지 요소가 함축되어 있다. 충분한 균, 건강에 도움이 된다는 증거 그리고 살아 있는 균이다. 이 정의에 근거하여 좋은 프로바이오틱스 제품을 고르기 위해 살펴야 할 조건을 알아보자.

함유된 균의 수

아무리 몸에 좋은 균이라고 해도 제품에 충분히 함유되어 있지 않으면 효과를 기대할 수 없다. 특히 구강으로 섭취된 유산균은 대부분 위와 장을 지나면서 위산, 담즙, 췌장액에 의하여 파괴된다. 여기서 살아남은 균만이 장에 정착할 수 있기 때문에 제품이 얼마나 많은 균을 함유하고 있는지가 핵심이다. 제품 구입 시 얼마나 많은 균이 함유되어 있는지를 확인하여 고농도의 균이 들어 있는 제품을 선택하도록 한다.

함유된 균의 종류

우리 몸에는 500종 이상의 균이 살고 있고, 총수는 100조에 달한다. 이 곳에서 유익균은 서로 공생관계를 이루며 살아간다. 단 한 종류의 균을 섭취하여 수백 종이 넘는 균이 형성하는 환경ecosystem을 바꾸기란 쉽지 않다. 단일균 제품보다는 시너지 효과를 기대할 수 있는 혼합유산균제제를 선택하는 것이 좋다.

균의 생존 여부

균이 살아 있어야 장벽에 정착한 후 번식을 통해 프로바이오틱스 효과가 장기적으로 지속될 수 있다. 2007년에 발표된 논문에 따르면, 입원환자들에게 프로바이오틱스를 투여했을 때 살아 있는 균생균체이 죽은 균사균체보다 면역기능을 증가시키는 데 효과적이었다. 생균이 사균에 비해 환자의 면역글로불린A와 면역글로불린G의 형성을 현저히 증가시켰다.[17] 유해균의 억제효과 또한 사균체를 통해서는 기대할 수 없다. 프로바이오틱스 제품을 고를 때는 제품에 들어 있는 생균의 수를 명시한 제품을 선택하는 것이 좋다.

제품 포장

프로바이오틱스 제품은 일반적으로 동결건조된 분말 형태다. 제품에 들어 있는 유익균이 실제로 살아 있다면 생존을 위해 영양분이 필요하고, 설사 영양분을 넣어주더라도 균이 이것을 다 소모하면 결국 굶어 죽는다. 그래서 일반적인 프로바이오틱스 제품은 유익균을 아주 낮은 온도에서 건조시켜 분말 형태로 만든다. 마치 미라처럼 보존된 상태로 있던 프로바이오틱스균이 섭취된 후, 우리 몸에 있는 수분을 흡수하면서 다시 깨어나는 것이다.

동결건조된 균은 쉽게 파손되고 변성될 수 있다. 동결건조된 생균은 습도에 매우 민감하다. 습도가 높으면 동결건조된 균이 공기 중의 수분을 흡수하여 깨어나고, 영양분이 없는 상태에서 이들은 곧 죽게 된다. 용기에 들어 있는 설탕이 공기 중의 수분을 흡수하여 딱딱하게 덩어리지는 것과 같은 이치다. 프로바이오틱스 분말이 큰 용기에 들어 있어 사용할 때마다 뚜껑을 열어야 하는 형태의 제품은 균이 반복적으로 공기에 노출되어 손상된다. 한 회 먹을 만큼만 따로 포장되어 있는 단일포장 제품을 선택하는 것이 좋다.

제품 보관

제품을 만들 때 얼마나 많은 균을 넣느냐보다 더 중요한 것은 제품을 섭취할 때 얼마나 많은 균이 살아 있느냐다. 위에서 언급한 자료에서 볼 수 있듯이, 제품에 명기된 균의 수와 실제로 살아 있는 균의 수에 차이가 있을 수 있다. 동결건조된 프로바이오틱스는 보관온도에 매우 민감하다. 균주마다 차이가 있지만 동결건조된 균은 실온에서 오랫동안 살지 못하기 때문에 실온보관보다 냉장보관하는 제품을 선택하는 것이 좋다.

과학적 증거

몸에 좋은 프로바이오틱스를 선택하는 가장 좋은 방법은 과학적 증거를 바탕으로 선택하는 것이다. 어떤 균이 어디에 좋다고 하는 논문은 다양하지만 실험에 쓰인 제품마다 함유된 균의 종류와 수가 다르다.* 또한 제품의 포장과 보관상태에 따라 그 효과가 달라질 수 있다.

하지만 일반적으로 각 제품에 함유된 균의 종류와 수는 항상 같기 때문에 논문에서 쓰인 제품과 동일한 것을 섭취할 경우, 같은 효과를 기대할 수 있다. 물론 같은 균주를 이용하되 균수가 적게 든 제품이라면 같은 효과를 기대할 수 없다. 즉 프로바이오틱스의 효과란 특정 균이 아니라 특정 균주와 특정 균수가 함께 만들어내는 것이기 때문에 '특정 균'에 대한 논문 자료보다 '어떤 제품'에 대한 논문인지를 살펴보는 것이 중요하다.

세계적인 인터넷 검색엔진 구글은 몇 년 전부터 구글 스칼러 Google Scholar라는 논문 검색 서비스를 제공하고 있다. 모든 프로바이오틱스 제품과 관련된 논문은 www.scholar.google.com에서 무료로 검색할 수 있다.

✛ 효과에 대한 상반된 견해

'프로바이오틱스'라는 키워드를 이용하여 학술 검색을 해보면 6만 편이 검색된다. 논문 대부분이 프로바이오틱스의 효과를 논

---

* 자세한 내용은 파트3의 '변비' 편에서 '변비와 관련된 프로바이오틱스' 논문을 비교 분석한 자료(147페이지)를 참고하기 바란다.

하고 있지만, 한편으로는 효과가 없다고 주장하는 논문도 상당수 존재한다. 실제로 프로바이오틱스를 섭취한 경험이 있는 사람들의 말을 들어봐도 그렇다. 유산균으로 큰 효과를 봤다는 사람부터 먹어봤는데 전혀 소용이 없었다는 사람에 이르기까지 다양하고도 상반된 의견이 공존한다. 왜 이런 극과 극의 상황이 생길까? 프로바이오틱스는 단순히 좋은 콘셉트일 뿐 실제로 효과를 기대하기 힘든, 그래서 실제로는 존재하지 않는 신기루 같은 존재일까?

이렇게 상반된 의견이 존재하는 원인은 프로바이오틱스 개념의 추상적 특징에서 비롯된다. 프로바이오틱스란 '충분히 섭취했을 때 건강에 도움이 되는 살아 있는 균'이라는 뜻일 뿐 어떤 균을 얼마만큼 먹어야 효과를 볼 수 있는지 구체적인 해결책을 제시하지 못한다. 종류, 용량, 섭취기간에 대한 정보가 부재하는 것이다. 이런 맹점을 이해하지 못하고, 어떤 학자가 '특정 균'을 '특정한 질환을 앓는 환자'에게 복용시킨 후 효과가 나타나지 않았다고 하자. 이때 이 학자가 '프로바이오틱스는 이 질환에 효과가 없다'는 결론에 도달한다면 성급한 일반화의 오류를 범하는 것이다. 실험과정에서 적절하지 못한 균주를 사용했거나 프로바이오틱스를 충분하게 섭취시키지 않았을 가능성을 배제한 채 자신의 손에 주어진 결과만 가지고 '그러므로 프로바이오틱스는 효과적이지 못하다'라는 일반화된 결론에 도달해서는 안 된다. 프로바이오틱스의 개념을 '효과가 검증된' '충분한 특정한 양'의 살아 있는 균으로 구체화시켜

서 이해할 필요가 있다.

프로바이오틱스가 효과가 없다고 주장하는 또 하나의 목소리는 좋은 균을 먹어봤자 위산에 파괴되기 때문에 소용없다는 경우다. 어느 정도 일리는 있다. 위산은 유해균의 침입으로부터 인체를 지켜주는 중요한 방어막이다. 구강을 통해서 위로 들어온 음식을 분해하는 역할과 더불어 함께 들어온 유해균을 파괴한다. 이 과정에서 프로바이오틱스균도 위산에 파괴된다.

위산에 파괴되는 유익균은 역으로 우리가 프로바이오틱스균을 충분히 섭취해야 하는 이유를 알려준다. 위산에서 살아남은 균만이 소장에 들어가고, 여기서 다시 (음식물의 소화를 위해 분비되는) 간액과 췌장액으로부터 살아남은 균만이 장에 도달할 수 있다. 장에 도착한 후에도 유익균들의 생존을 위한 투쟁은 끝나지 않는다. 장벽에 부착한 균만이 살아남을 수 있다. 장벽에 부착하지 못한 균은 대변으로 배출된다.

'충분한 양의' 균이란 장까지 살아서 도달할 수 있을 만큼, 장에서 번식한 균이 건강에 좋은 효과를 보여줄 수 있을 만큼을 뜻한다. 과학적으로 효과가 검증된 프로바이오틱스는 제품을 섭취하여 장내 유익균의 수를 어느 정도 증가시킬 수 있는지에 대한 과학적인 데이터를 가지고 있다. 프로바이오틱스를 선택하는 데 확인해야 할 중요한 부분이다.

몸에 유익한 프로바이오틱스균은 많지만 제품마다 함유된 균의 종류와 수가 각기 다르다. 프로바이오틱스의 효과를 보기 위해서는 제품에 어떤 균이 들어 있는지를 확인하는 것도 중요하지만 복용하려는 제품에 얼마나 많은 균이 함유되어 있고, 그 제품과 관련된 어떤 논문이 존재하는지를 알아보는 게 중요하다.

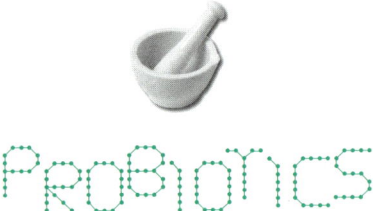

Probiotics

프로바이오틱스 FAQ
각주

프로바이오틱스 FAQ

Q. 얼마나 먹어야 하나?

A. 프로바이오틱스와 관련하여 가장 많이 듣는 질문이 '얼마나 먹어야 효과가 있는가'다. 간단한 질문에 비해 답변은 생각보다 복잡하다. 정확한 답변이 힘든 큰 이유는 프로바이오틱스의 개념이 가진 모호성에 있다. 충분히 섭취했을 때 몸에 좋은 살아 있는 균인 프로바이오틱스는 어떤 균을 얼마만큼, 얼마 동안 먹어야 효과를 볼 수 있는지를 정의하지는 않는다. 프로바이오틱스 제품마다 담겨 있는 균의 종류와 수, 보관상태에 따라 살아 있는 균 수가 천차만별이기 때문에 얼마나 먹어야 하는지를 말하기란 쉽지 않다. 또 한 가지 고려해야 할 것이 내 몸에 얼마나 많은 유익균과 유해균이 살고 있느냐다. 장내유해균이 많은 경우에는 다른 사람에 비해 더 많이, 오래 먹어야 효과가 나타나기 때문이다.

하지만 개개인에게 일정하게 유효하지는 않더라도 평균적인 내용이 필요하다면, 프로바이오틱스 섭취를 통하여 장내유익균이 증가되는 시점을 살펴보는 데에서 이 질문에 대한 단서를 찾을 수 있다. 1999년에 발표된 논문에 따르면 프로바이오틱스를 섭취하기 시작한 지 3주 후부터 실험 대상자의 장내유익균이 현저하게 증가되었다고 한다.[1]

만성장질환을 가진 사람의 경우에는 장내 환경이 개선되기까지 시간이 더 걸리기 때문에 중도에 포기하지 않고 꾸준히 섭취하는 게 중요하다. 급성설사와 같은 경우, 단기간에 효과를 보기 위해서 프로바이오틱스의 섭취량을 늘리는 것이 좋다. 유익균이 독한 병원균과 경쟁하기 위해서는 수적인 우세가 절대적으로 필요하기 때문이다.

대다수의 임상 논문에서도 프로바이오틱스의 효과를 보기 위해서는 최소 1억 마리10^8 CFU/day를 섭취해야 한다고 말한다. 논문 대부분이 1억~100억 마리10^8~10^{10} CFU/day의 프로바이오틱스를 이용하여 진행되었다. 장내세균의 수가 100조10^{14}에 달하고 구강으로 섭취된 상당수 프로바이오틱스균이 위산에 파괴된다는 것을 고려할 때, 장내세균의 구성을 건강하게 바꾸기 위해서는 고농도의 프로바이오틱스를 함유한 제품이 좋다. 또한 유익균이 살아 있는 것이 중요하다. 균이 많이 들어 있는 제품이라고 하더라도 유통과정에서 유익균이 살아 있지 않으면 효과가 감소한다.

질환의 부위도 프로바이오틱스의 섭취기간을 결정하는 중요한 요소다. 만성질환을 가진 경우, 급성질환에 비해 효과가 나타나기까지 시간이 더 필요하며, 문제의 장소가 장에서 멀수록 더욱 꾸준히 섭취해야 한다. 장에 도달한 유익균이 직접 도움을 주는 장 트러블과는 달리 알레르기비염의 경우, 유익균이 면역세포의 성장과 교육에 참여하여 면역기능이 정상화되어야 하기 때문에 효과가 나타나는 데 시간이 더 걸린다.

프로바이오틱스 FAQ

Q. 언제 먹는 것이 좋은가?

A. 프로바이오틱스를 하루 중 언제 먹는 게 좋은가에 대한 의견은 크게 두 가지로 나뉜다. 첫째는 음식물과 함께 섭취하는 것이 좋다는 의견이고, 둘째는 공복에 먹는 것이 좋다는 의견이다. 두 가지 의견은 서로 상반되지만 모두 위산을 염두에 둔 생각이라는 점에서 공통분모를 지니고 있다. 구강으로 섭취한 프로바이오틱스는 상당수가 위산에 파괴되기 때문에 가능하면 위산에 의한 손실을 줄일 수 있는 타이밍이 언제인가를 두고 상반된 의견이 나온 것이다.

음식물과 함께 먹는 것이 좋다는 의견은 음식물이 위에서 위산을 중화시키기 때문에 이때가 프로바이오틱스균의 파괴를 최소화시킬 수 있는 시기라는 주장이다.

반대로 공복에 프로바이오틱스를 섭취하자는 의견은 위산의 분비량이 일정하지 않다는 데 초점을 둔다. 위산은 하루 24시간 분비되지만 일정한 양으로 분비되지는 않는다. 위에 음식물이 없는 상태에서 위산이 많이 분비되면 위벽을 손상시키기 때문에 공복 시에는 소량만 분비된다. 위산이 본격적으로 분비되는 시점은 위에 음식물이 들어 있을 때다. 위에 들어온 음식물이 위산 분비를 자극하는 신호 역할을 한다. 이 때문에 위산 분비가 적은 취침

전이나 기상 직후의 공복에 프로바이오틱스를 물과 함께 섭취하는 것이 좋다고 말한다.

　상반된 두 가지 중 어떤 주장이 옳은가에 대한 과학적인 결론은 아직 존재하지 않는다. 언제 먹느냐보다 중요한 것은 일정한 시간에 꾸준하게 섭취하는 것이다. 프로바이오틱스가 일정한 간격을 두고 장에 전달되기 위해서는 스스로 정한 시간에 규칙적으로 섭취하는 것이 중요하다.

Q. 소량 여러 번 vs. 다량 한 번

A. 동일한 양의 프로바이오틱스를 조금씩 여러 번 나누어 먹는 것과 많은 양을 한 번에 먹는 것 중 어느 방법이 효과적일까? 물론 프로바이오틱스를 한 번에 털어 넣기보다 조금씩 꾸준히 먹는 경우에 장이 유익균에 노출되는 빈도와 시간을 높일 수 있다.

　하지만 여기서 주의해야 할 부분은 하룻동안 섭취한 균수가 아니라 실제로 장까지 살아서 도달한 균수가 얼마냐는 것이다. 프로바이오틱스 최소섭취량은 효과를 보여주는 최소량이기에 앞서 '장까지 살아서 도달하여' 효과를 보여주는 최소량이다. 프로

프로바이오틱스 FAQ

바이오틱스를 꾸준히 복용해도 너무 적게 섭취할 경우, 위산이라는 인체의 1차 방어선과 소장에서 만나는 간액, 췌장액과 같은 소화효소로부터 살아남기에는 역부족일 수 있다.

Q. 증상이 사라진 후에도 계속 먹어야 하나?

A. 좋은 프로바이오틱스를 꾸준히 섭취하면 장내유익균의 수가 증가하여 장내 환경이 개선될 수 있다. 장내 환경이 개선된 후에 프로바이오틱스의 섭취를 중단하면 어떻게 될까? 유익균이 잘 살지 못하는 장 환경의 경우, 섭취를 중단하면 장내세균의 구성이 서서히 이전의 상태로 돌아가는 것이 관찰된다. 장 환경에 따라 차이가 있지만 중단한 지 몇 주 후부터 구성이 바뀌기 시작한다.

장내세균의 구성을 결정하는 가장 큰 요소는 '태어나서 어떤 균을 처음 만나는가'와 '유전' 두 가지다. 한번 형성된 상주균총의 구성은 평생 영향을 미치며, 특히 태어나서 3개월 동안 만나는 균은 매우 중요하다. 그러나 아무리 좋은 씨앗이라도 토양이 맞지 않으면 제대로 싹트고 성장하지 못한다. 태어나 각기 다른 환경에서 자란 쌍둥이의 장내세균 구성이 서로 유사하다는 사례만 보아도 유전적인 요소의 중요성을 알 수 있다.

이렇게 유전적으로, 후천적으로 좋은 균이 살기 힘든 장 환경이라면 프로바이오틱스를 꾸준히 섭취해야 한다. 특히 유전적인 문제가 있을수록 장 환경을 잘 가꾸는 것이 중요하다. 체력을 기르려면 영양제만 먹어서는 안 되고 식생활 개선을 통해 삶의 방식 전체가 변해야 하는 것처럼, 유익균이 잘 증식하고 오랫동안 머무를 수 있도록 장 환경을 개선하려면 상당한 노력이 필요하다. 유익균의 섭취와 더불어 방부제나 항생제가 들어간 음식을 피하고, 유익균의 성장을 돕는 섬유질이 많이 함유된 채소를 충분히 섭취하는 것이 좋다. 식생활 개선은 새롭게 형성된 건강한 장내 환경을 오랫동안 유지하는 데 도움을 준다.

Q. 생균제 vs. 코팅제

A. 섭취된 프로바이오틱스균 상당수가 장에 도착하기도 전에 위산에 파괴되기 때문에 유산균을 코팅하여 대장까지 무사히 갈 수 있도록 만든 제품이 있다. 이들은 같은 수의 균이라도 유익균이 필요한 곳, 예를 들어 대장에 선택적으로 보낼 수 있다는 장점이

프로바이오틱스 FAQ

있다. 하지만 위산에 의해 위에서 파괴되거나 간액, 췌장액에 의해 소장에서 파괴되는 유익균의 죽음은 결코 무의미한 것이 아니다. 균이 파괴되면서 방출되는 효소들이 헬리코박터균에 의한 염증반응을 감소시켜 주며, 파괴된 균의 세포벽과 DNA 조각 또한 면역조절 반응에 관여한다.

우리 몸에서 균이 가장 많이 사는 곳은 대장이다. 하지만 그 수만 다를 뿐 유익균은 구강에서 항문까지 위장관 전체에 퍼져 살면서 유해균으로부터 위를 보호하고, 소장에서 음식물의 분해와 흡수, 면역조절기능을 담당한다. 대장뿐 아니라 소화기관 전체에 걸친 유익균의 효과를 기대하기 위해서는 자연 그대로의 생균제가 바람직하다.

Q. 과연 안전한가?

A. 미국 식약청FDA 자료에 따르면, 프로바이오틱스는 일반적으로 안전하다고 인정된 GRAS Generally Recognized as Safe 등급으로 규정되어 있다. 한국 식약청KFDA 공전에도 안전성이 입증된 프로바이오틱스균이 등재되어 있고, 제품 대부분이 등재된 균주로 만들어

진다. 프로바이오틱스 제품에 사용되는 균주 대부분은 건강한 사람의 장 혹은 치즈, 요구르트와 같이 오랜 기간 섭취해온 음식물에서 추출한 것으로 안전성이 잘 검증되어 있다. 공전에 등재되지 않은 균을 이용하여 프로바이오틱스를 만들 경우에는 제품의 안전성을 개별적으로 인정받는 절차를 거쳐야 한다.

비록 극히 적은 경우이기는 하지만 면역력이 약한 미숙아나 심각한 질환을 가진 환자들이 프로바이오틱스균에 의해 패혈증을 일으킨 사례가 보고된 적이 있다.[2] 그러므로 면역기능이 약화된 환자의 경우에는 전문가와 상담을 통해 안전성과 효과가 인정된 제품을 선택하는 것이 중요하다.

Q. 항생제와 함께 먹어도 될까?

A. 항생제는 침입한 유해균을 죽이기 위해 처방된다. 하지만 항생제는 유해균뿐만 아니라 유익균을 동시에 파괴한다. 항생제 섭취 후 발생하는 설사, 질염과 같은 진균성감염은 유익균이 감소하여 발생한다. 장내세균총의 변화가 한번 일어나면 이전의 상태로 돌아가기 쉽지 않기 때문에 예방이 중요하다.

유익균은 유해균에 비해 수적으로 우세하고, 살기 좋은 곳을

프로바이오틱스 FAQ

미리 선점하고 있어야 유해균 억제기능을 제대로 수행할 수 있다(건강한 상태에서는 유익균의 수가 절대적으로 많다). 유익균이 장벽에 이미 붙어 있는 상태에서는 유해균의 부착을 효과적으로 저해할 수 있지만, 유해균과 장벽에 부착하기 위해 경쟁하는 입장에 서면 강한 유해균을 이겨내기가 쉽지 않다. 항생제는 유익균의 수를 현저히 감소시켜 유해균이 부착하기 쉬운 장소가 노출되는 결과를 낳는다. 항생제로 파괴되는 유익균은 장내 환경의 공백기를 가져온다. 항생제의 사용이 중단되면 다시 균이 자라기는 하지만, 균마다 성장속도가 다르고 특히 유해균은 세포분열능력, 장벽에 부착하는 능력 등이 뛰어나기 때문에 이미 훼손된 장내세균총은 쉽게 정상화되지 않는다. 때문에 항생제 복용 시 프로바이오틱스를 함께 섭취하는 것이 중요하다. 항생제를 복용해 유익한 장내세균총의 파괴가 이미 일어난 뒤보다 항생제를 복용하는 기간에 프로바이오틱스를 함께 섭취하는 것이 건강한 장내세균총을 지키는 데 효과적이다.

하지만 항생제는 프로바이오틱스균도 함께 파괴하기 때문에 주의가 필요하다. 항생제 복용시간과 프로바이오틱스의 섭취시간에 차이를 두는 것이 중요하다. 항생제와 프로바이오틱스가 같은 공간, 예를 들어 위에 동시에 있지 않도록 항생제를 복용하는 시간과 2시간 혹은 그 이상의 차이를 두면 항생제로 인한 프로바이오틱스의 직접적인 파괴를 최소화시킬 수 있다.

Q. 섭취 후 오히려 가스가 많아졌다?

A. 대부분의 가스는 미처 소화되지 못한 음식물을 장내세균이 분해하는 과정에서 형성된다. 방귀는 이렇게 형성된 가스가 몸 밖으로 빠져나가는 현상으로 모든 사람에게 일어나는 생리적인 현상이다. 사람마다 차이가 있지만 평균적으로 하루에 14번 정도 방귀를 뀐다. 장에서 형성되는 가스는 주로 수소, 이산화탄소, 메탄으로 냄새를 포함하고 있지 않다(냄새가 심한 방귀는 황이 함유된 경우다).

장내세균은 가스를 형성하기도 하고 한편으로는 가스를 흡수하여 대사작용에 사용하기도 한다. 건강한 장에는 가스의 형성과 흡수가 균형을 이룬다. 같은 음식을 먹어도 형성되는 가스의 양이 다른 이유는 장내세균의 구성이 사람마다 차이가 있기 때문이다. 더부룩한 배와 시도 때도 없이 나오는 가스는 과민성장증후군에 시달리는 많은 현대인의 주된 고민이다. 좋은 프로바이오틱스는 가스와 더부룩함을 감소시킬 수 있다.

하지만 간혹 프로바이오틱스를 섭취하면서 오히려 가스가 증

프로바이오틱스 FAQ

가했다는 경우가 있다. 이 현상은 대부분 프로바이오틱스의 섭취를 시작한 초기에 나타난다. 이는 한의학에서 말하는 명현현상의 일종으로 볼 수 있다. 명현현상이란 치료를 통해 건강상태가 개선되기 전에 그 증상이 더 악화되는 것처럼 보이는 일시적인 현상을 말한다. 프로바이오틱스 복용 초기에는 새롭게 들어간 유익균과 이미 존재하는 균이 일으키는 발효와 부패가 동시에 존재하게 된다. 이는 형성되는 가스의 양과 흡수에 불균형을 초래하여 일시적인 가스의 증가를 일으키기도 한다. 장내세균총의 변화가 완성되기 전 유익균과 유해균이 동시에 공존하기 때문에 일어나는 현상이다. 꾸준한 섭취를 통하여 프로바이오틱스가 나쁜 균을 몰아내고 새로운 환경을 만들면 가스의 형성과 흡수의 균형을 되찾게 된다.

프로바이오틱스 섭취 직후 가스가 증가하는 경우에는 장내 환경의 변화가 천천히 일어나도록 2~3주간 섭취량을 줄여보는 것이 좋다. 또한 가스를 일으킬 수 있는 우유, 밀가루, 콩과 같은 음식의 섭취를 당분간 줄여도 좋다. 새로운 프로바이오틱스균이 가스를 증가시킨다고 생각하고 중간에 포기하는 경우를 가끔 본다. 500가지가 넘는 균이 살아가는 장내 환경의 개선은 하루아침에 이루어지지 않는다. 장거리경주에 임하는 자세로 꾸준한 노력이 필요하다.

Q. 음식으로 충분하지 않나?

A. 한국의 식문화에서 빼놓을 수 없는 김치와 된장 같은 발효식품은 음식의 보존과 영양가를 높이는 우리의 조상이 개발한 뛰어난 발명품이다. 김치나 된장은 다양한 유산균을 함유한 좋은 프로바이오틱스 음식이다. 특히 이 음식들은 발효과정을 통하여 형성된 유익한 물질을 함유하고 있으며, 섬유질은 장내유익균의 성장을 돕는 프리바이오틱스이기도 하다.

발효식품은 프로바이오틱스를 섭취하는 좋은 방법이지만, 음식에 함유된 프로바이오틱스균의 종류와 수는 제조방법, 보관방법, 재료에 따라 천차만별이다. 또한 음식물을 통해 필요한 만큼의 유익균을 섭취하는 과정에서 동반되는 열량과 염분의 양도 함께 고려해야 한다.

건강한 장을 가진 사람이라면 바른 식생활과 규칙적인 운동을 통해 건강을 지켜가는 것이 바람직하다. 하지만 장내세균 구성에 문제가 있어 유익균을 통해 장내 환경을 효과적으로 개선시키고 싶다면 이 목적을 위해 만들어지고 효과가 검증된 프로바이오틱스 제품을 선택하는 편이 낫다.

Part 01_항생제는 똑똑하지 않다

1_ Bach JF 〈The effect of infections on susceptibility to autoimmune and allergic diseases〉 《The New England Journal of Medicine》, 347(12): 911-20 (2002)

2_ Report of a Joint FAO/WHO Expert Consultation on Evaluation of Health and Nutritional Properties of Probiotics in Food Including Powder Milk with Live Lactic Acid Bacteria (2001.10)

3_ Tissier H 〈Traitement des infections intestinales par la methode de la flore bacterienne de l'intestin〉《Crit Rev Soc Biol 60》, 359-361 (1906)

4_ Metchnikoff E 《The Prolongation of Life》 New York: G.P. Putman's Sons (1907)

Part 02_면역력을 잡아야 산다

1_ Otte JM, Podolsky DK 〈Functional modulation of enterocytes by gram-positive and gram-negative microorganisms〉《Am J Physiol Gastrointest Liver Physiol》 286(4): G613-26 (2004)

2_ Caballero-Franco C, Keller K, et al. 〈The VSL#3 probiotic formula induces mucin gene expression and secretion in colonic epithelial cells〉《Am J Physiol Gastrointest Liver Physiol》 292(1): G315-22 (2007)

3_ Gerrard JW, Geddes CA, et al. 〈Serum IgE levels in white and metis communities in Saskatchewan〉《Annals of allergy》 37(2): 91-100 (1976)

4_ Strachan DP 〈Hay fever, hygiene, and household size〉《BMJ(Clinical research ed)》 299(6710): 1259-60 (1989)

5_ Kramer U, Heinrich J et al. 〈Age of entry to day nursery and allergy in later childhood〉 《Lancet》 353(9151): 450-4 (1999)

6_ Werner S, Buser K, et al. 〈The incidence of atopic dermatitis in school entrants is associated with individual life-style factors but not with local environmental factors in Hannover, Germany〉 《The British journal of dermatology》 147(1): 95-104 (2002)

Sherriff A, Golding J 〈Hygiene levels in a contemporary population cohort are associated with wheezing and atopic eczema in preschool infants〉《Archives of disease in childhood》 87(1): 26-9 (2002)

7_ Ege MJ, Mayer M, et al. 〈Exposure to environmental microorganisms and childhood asthma〉《N Engl J Med》 364(8): 701-709 (2011)

8_ 새롭게 밝혀진 면역조절 효과

Mastrangeli G, Corinti S, et al. 〈Effects of Live and Inactivated VSL#3 Probiotic Preparations in the Modulation of in vitro and in vivo Allergen-Induced Th2 Responses〉《International archives of allergy and immunology》 150(2): 133-143 (2009)

Ulisse S, Gionchetti P, et al. 〈Expression of cytokines, inducible nitric oxide synthase, and matrix metalloproteinases in pouchitis: effects of probiotic treatment〉《The American journal of gastroenterology》 96(9): 2691-9 (2001)

Lammers KM, Brigidi P, et al. 〈Immunomodulatory effects of probiotic bacteria DNA: IL-1 and IL-10 response in human peripheral blood mononuclear cells〉《FEMS immunology and medical microbiology》38(2): 165-72 (2003)

Drakes M, Blanchard T, et al. 〈Bacterial probiotic modulation of dendritic cells〉《Infect Immun》72(6): 3299-309 (2004)

Hart AL, Lammers K, et al. 〈Modulation of human dendritic cell phenotype and function by probiotic bacteria〉《Gut》53(11): 1602-9 (2004)

Calcinaro F, Dionisi S, et al. 〈Oral probiotic administration induces interleukin-10 production and prevents spontaneous autoimmune diabetes in the non-obese diabetic mouse〉 《Diabetologia》48(8): 1565-75 (2005)

Helwig U, Lammers KM, et al. 〈Lactobacilli, bifidobacteria and E. coli nissle induce pro-and anti-inflammatory cytokines in peripheral blood mononuclear cells〉《World J Gastroenterol》 12(37): 5978-86 (2006)

9_ Gronlund M, Lehtonen O, et al. 〈Fecal microflora in healthy infants born by different methods of delivery: permanent changes in intestinal flora after cesarean delivery〉《Journal of pediatric gastroenterology and nutrition》28(1): 19 (1999)

10_ Dominguez-Bello M, Costello E, et al. 〈Delivery mode shapes the acquisition and structure of the initial microbiota across multiple body habitats in newborns〉《Proceedings of the National Academy of Sciences》107(26): 11971 (2010)

11_ McKeever TM, Lewis SA, et al. 〈Early exposure to infections and antibiotics and the incidence of allergic disease: a birth cohort study with the West Midlands General Practice Research Database〉《The Journal of allergy and clinical immunology》109(1): 43-50 (2002)

12_ Bjorksten B, Sepp E, et al. 〈Allergy development and the intestinal microflora during the first year of life〉《The Journal of allergy and clinical immunology》108(4): 516-20 (2001)

13_ Yoshioka H 〈Development and Differences of Intestinal Flora in the Neonatal Period in Breast-Fed and Bottle-Fed Infants〉《PEDIATRICS》72(3): 317-321 (1983)

14_ Mitsuoka T 〈Intestinal flora and aging〉《Nutrition reviews》50(12): 438-46 (1992)

15_ Mueller S, Saunier K, et al. 〈Differences in fecal microbiota in different European study populations in relation to age, gender, and country: a cross-sectional study〉《Applied and environmental microbiology》72(2): 1027-33 (2006)

16_ van Tongeren SP, Slaets JPJ, et al. 〈Fecal microbiota composition and frailty〉《Applied and environmental microbiology》71(10): 6438-42 (2005)

17_ Venturi A, Gionchetti P, et al. 〈Impact on the composition of the faecal flora by a new probiotic preparation〉《Aliment Pharmacol Ther》13(8): 1103-8 (1999)

> Part 03_세균이 병을 치료한다

1_ Isolauri E, Rautava S, et al. 《Probiotics and the allergic response Probiotics: A Clinical Guide》 SLACK Inc. (2010)

2_ Isolauri E, Rautava S, et al. 〈Role of probiotics in food hypersensitivity〉《Current opinion in allergy and clinical immunology》 2(3): 263 (2002)

3_ Fewtrell M, Wilson D C, et al. 〈Six months of exclusive breast feeding: how good is the evidence?〉《BMJ (Clinical research ed)》 342 (2011)

4_ Sudo N, Sawamura S, et al. 〈The requirement of intestinal bacterial flora for the development of an IgE production system fully susceptible to oral tolerance induction〉《Journal of Immunology》 159(4): 1739-45 (1997)

5_ Hart AL, Lammers K, et al. 〈Modulation of human dendritic cell phenotype and function by probiotic bacteria〉《Gut》 53(11): 1602-9 (2004)

6_ Ng S, Hart A, et al. 〈Mechanisms of action of probiotics: recent advances〉《Inflammatory bowel diseases》 15(2): 300-310 (2009)

7_ Bjorksten B, Naaber P, et al. 〈The intestinal microflora in allergic Estonian and Swedish 2-year-old children〉《Clin Exp Allergy》 29(3): 342-6 (1999)

8_ Kalliomaki M, Kirjavainen P, et al. 〈Distinct patterns of neonatal gut microflora in infants in whom atopy was and was not developing〉《Journal of allergy and clinical immunology》 107(1): 129-134 (2001)

9_ Bjorksten B, Sepp E, et al. 〈Allergy development and the intestinal microflora during the first year of life〉《The Journal of allergy and clinical immunology》 108(4): 516-20 (2001)

10_ Thavagnanam S, Fleming J, et al. 〈A meta-analysis of the association between Caesarean section and childhood asthma〉《Clinical and experimental allergy: journal of the British Society for Allergy and Clinical Immunology》 38(4): 629-33 (2008)

11_ JĘDRYCHOWSKI W 〈THE PRENATAL USE OF ANTIBIOTICS AND THE DEVELOPMENT OF ALLERGIC DISEASE IN ONE YEAR OLD INFANTS. A PRELIMINARY STUDY〉《International Journal of Occupational Medicine and Environmental Health》 19(1): 70-76 (2006)

12_ McKeever TM, Lewis SA, et al. 〈Early exposure to infections and antibiotics and the incidence of allergic disease: a birth cohort study with the West Midlands General Practice Research Database〉《The Journal of allergy and clinical immunology》 109(1): 43-50 (2002)

13_ Kalliomaki M, Salminen S, et al. 〈Probiotics in primary prevention of atopic disease: a randomised placebo-controlled trial〉《Lancet》 357(9262): 1076-9 (2001)

14_ Kalliomaki M, Salminen S, et al. 〈Probiotics in primary prevention of atopic disease: a 4randomised placebo-controlled trial〉《Lancet》 357(9262): 1076-9 (2001)

15_ Isolauri E, Arvola T, et al. 〈Probiotics in the management of atopic eczema〉《Clinical and experimental allergy: journal of the British Society for Allergy and Clinical Immunology》 30(11): 1604-10 (2000)

16_ Eder W, Ege MJ, et al. 〈The Asthma Epidemic〉《N Engl J Med》 355(21): 2226-2235 (2006)

17_ Mannino DM, Homa DM, et al. 〈Surveillance for asthma--United States, 1980-1999〉 《MMWR Surveillance summaries : Morbidity and mortality weekly report Surveillance summaries》 CDC 51(1): 1-13 (2002)

18_ Lam J 〈Atopic Dermatitis: a Review of Recent Advances in the Field〉 《Pediatr Health》 2008:2(6):733-747 2(6): 733-747 (2008)

19_ KERO J, GISSLER M, et al. 〈Mode of Delivery and Asthma-Is There a Connection?〉 《Pediatric research》 52(1): 6 (2002)

20_ Wang MF, Lin HC, et al. 〈Treatment of perennial allergic rhinitis with lactic acid bacteria〉 《Pediatric allergy and immunology: official publication of the European Society of Pediatric Allergy and Immunology》 15(2): 152-8 (2004)

21_ Forsythe P, Inman MD, et al. 〈Oral treatment with live Lactobacillus reuteri inhibits the allergic airway response in mice〉 《American journal of respiratory and critical care medicine》 175(6): 561 (2007)

22_ Karimi K, Inman MD, et al. 〈Lactobacillus reuteri-induced regulatory T cells protect against an allergic airway response in mice〉 《American journal of respiratory and critical care medicine》 179(3): 186 (2009)

Feleszko W, Jaworska J, et al. 〈Probiotic induced suppression of allergic sensitization and airway inflammation is associated with an increase of T regulatory dependent mechanisms in a murine model of asthma〉 《Clinical & Experimental Allergy》 37(4): 498-505 (2007)

23_ Aumeunier A, Grela F, et al. 〈Systemic Toll-Like Receptor Stimulation Suppresses Experimental Allergic Asthma and Autoimmune Diabetes in NOD Mice〉 《PLoS ONE》 5(7): e11484 (2010)

24_ Oddy WH, Halonen M, et al. 〈TGF-[beta] in human milk is associated with wheeze in infancy∗1〉 《Journal of allergy and clinical immunology》 112(4): 723-728 (2003)

25_ Kalliomaki M, Ouwehand A, et al. 〈Transforming growth factor-[beta] in breast milk: A potential regulator of atopic disease at an early age〉 《Journal of allergy and clinical immunology》 104(6): 1251-1257 (1999)

26_ Oddy WH, Halonen M, et al. 〈TGF-[beta] in human milk is associated with wheeze in infancy∗1〉 《Journal of allergy and clinical immunology》 112(4): 723-728 (2003)

27_ Prescott S, Wickens K, et al. 〈Supplementation with Lactobacillus rhamnosus or Bifidobacterium lactis probiotics in pregnancy increases cord blood interferon and breast milk transforming growth factor and immunoglobin A detection〉 《Clinical & Experimental Allergy》 38(10):1606-1614 (2008)

28_ Majamaa H, Isolauri E 〈Evaluation of the gut mucosal barrier: Evidence for increased antigen transfer in children with atopic eczema+〉 《Journal of allergy and clinical immunology》 97(4): 985-990 (1996)

29_ Ewaschuk J, Endersby R, Thiel D, Diaz H, Backer J, Mang M, Churchill T, Madsen K 〈Probiotic bacteria prevent hepatic damage and maintain colonic barrier function in a mouse model of sepsis〉 《Hepatology》 46:841-850 (2007)

30_ Shida K, Takahashi R, et al. 〈Lactobacillus casei strain Shirota suppresses serum immunoglobulin E and immunoglobulin G1 responses and systemic anaphylaxis in a food allergy model〉《Clinical & Experimental Allergy》32(4): 563-570 (2002)

31_ Calcinaro F, Dionisi S, et al. 〈Oral probiotic administration induces interleukin-10 production and prevents spontaneous autoimmune diabetes in the non-obese diabetic mouse〉《Diabetologia》48(8): 1565-75 (2005)

32_ Hatakka K, Savilahti E, et al. 〈Effect of long term consumption of probiotic milk on infections in children attending day care centres: double blind, randomised trial〉《BMJ(Clinical research ed)》322(7298): 1327 (2001)

33_ Weizman Z, Asli G, et al. 〈Effect of a probiotic infant formula on infections in child care centers: comparison of two probiotic agents〉《pediatrics》115(1): 5-9 (2005)

34_ Leyer G, Li S, et al. 〈Probiotic Effects on Cold and Influenza-Like Symptom Incidence and Duration in Children〉《pediatrics》124(2): e172 (2009)

35_ Kaila M, ISOLAURI E, et al. 〈Enhancement of the circulating antibody secreting cell response in human diarrhea by a human Lactobacillus strain〉《Pediatric research》32(2): 141 (1992)

36_ Vrese M, Rautenberg P, et al. 〈Probiotic bacteria stimulate virus specific neutralizing antibodies following a booster polio vaccination〉《European journal of nutrition》44(7): 406-413 (2005)

37_ Spiller R, Aziz Q, et al. 〈Guidelines on the irritable bowel syndrome: mechanisms and practical management〉《Gut》56(12): 1770-98 (2007)

Carter MJ, Lobo AJ, et al. 〈Guidelines for the management of inflammatory bowel disease in adults〉《Gut》53 (Suppl 5): V1-16 (2004)

Bernstein C, Fried M, et al. 〈World Gastroenterology Organization Practice Guidelines for the Diagnosis and Management of IBD in 2010〉Inflammatory bowel diseases》16(1): 112-124 (2010)

38_ 이경태, 유재현 외. 〈서울시 일부 고등학생의 과민대장증후군 유병률과 위험 요인〉《한국역학회지》29:1:21-33 (2007)

39_ Kassinen A, Krogius-Kurikka L, et al. 〈The fecal microbiota of irritable bowel syndrome patients differs significantly from that of healthy subjects〉《Gastroenterology》133(1): 24-33 (2007)

Balsari A, Ceccarelli A, et al. 〈The fecal microbial population in the irritable bowel syndrome〉《Microbiologica》5(3): 185-94 (1982)

Matto J, Maunuksela L, et al. 〈Composition and temporal stability of gastrointestinal microbiota in irritable bowel syndrome: a longitudinal study in IBS and control subjects〉《FEMS Immunology & Medical Microbiology》43(2): 213-222 (2005)

40_ Kerckhoffs AP, Samsom M, et al. 〈Lower Bifidobacteria counts in both duodenal mucosa-associated and fecal microbiota in irritable bowel syndrome patients〉《World J Gastroenterol》15(23): 2887-92 (2009)

41_ Swidsinski A, Weber J, et al. 〈Spatial organization and composition of the mucosal flora in patients with inflammatory bowel disease〉《Journal of Clinical Microbiology》43(7): 3380 (2005)

42_ King T, Elia M, et al. 〈Abnormal colonic fermentation in irritable bowel syndrome〉《The Lancet》352(9135): 1187-1189 (1998)

43_ Spiller R, Garsed K 〈Postinfectious irritable bowel syndrome〉《Gastroenterology》136(6): 1979-1988 (2009)

44_ Pimentel M, Lembo A, et al. 〈Rifaximin therapy for patients with irritable bowel syndrome without constipation〉《New England Journal of Medicine》364(1): 22-32 (2011)

45_ Mendall MA, Kumar D 〈Antibiotic use, childhood affluence and irritable bowel syndrome (IBS)〉《Eur J Gastroenterol Hepatol》10(1): 59-62 (1998)

46_ Moayyedi P, Ford AC, et al. 〈The efficacy of probiotics in the therapy of irritable bowel syndrome: a systematic review〉《Gut》(2008)

American College of Gastroenterology IBS Task Force 〈An Evidence-Based Systematic Review on the Management of Irritable Bowel Syndrome〉《American Journal of Gastroenterology》(2009)

47_ Guandalini S, Magazzù G, et al. 〈VSL#3 improves symptoms in children with irritable bowel syndrome: a multicenter, randomized, placebo-controlled, double-blind, crossover study〉《Journal of pediatric gastroenterology and nutrition》51(1): 24 (2010)

48_ Kullberg MC, Ward JM, et al. 〈Helicobacter hepaticus triggers colitis in specific-pathogen-free interleukin-10(IL-10)-deficient mice through an IL-12 and gamma interferon-dependent mechanism〉《Infection and immunity》66(11): 5157 (1998)

49_ Madsen KL, Doyle JS, et al. 〈Lactobacillus species prevents colitis in interleukin 10 gene-deficient mice〉《Gastroenterology》116(5): 1107-1114 (1999)

50_ Giaffer M, Holdsworth C, et al. 〈The assessment of faecal flora in patients with inflammatory bowel disease by a simplified bacteriological technique〉《Journal of medical microbiology》35(4): 238 (1991)

HARTLEY MG, Hudson M, et al. 〈The rectal mucosa-associated microflora in patients with ulcerative colitis〉《Journal of medical microbiology》36(2): 96 (1992)

51_ Tursi A, Brandimarte G, et al. 〈Low-dose balsalazide plus a high-potency probiotic preparation is more effective than balsalazide alone or mesalazine in the treatment of acute mild-to-moderate ulcerative colitis〉《Med Sci Monit》10(11): PI126-31 (2004)

52_ Turcotte JF, Huynh HQ 〈Treatment with the probiotic VSL#3 as an adjunctive therapy in relapsing mild-to-moderate ulcerative colitis significantly reduces ulcerative colitis disease activity〉《Evidence Based Medicine》(2011)

Tursi A 〈Treatment of Relapsing Mild-to-Moderate Ulcerative Colitis with the Probiotic VSL#3 as Adjunctive to a Standard Pharmaceutical Treatment: A Double-Blind, Randomized, Placebo-Controlled Study〉《Am J Gastroenterol》(2010)

Sood A, Midha V, et al. 〈The probiotic preparation, VSL#3 induces remission in patients with mild-to-moderately active ulcerative colitis〉《Clin Gastroenterol Hepatol》7(11): 1202-9, 1209 e1 (2009)

53_ Huynh HQ, deBruyn J, et al. 〈Probiotic preparation VSL#3 induces remission in children with mild to moderate acute ulcerative colitis: a pilot study〉《Inflammatory bowel diseases》15(5): 760-8 (2009)

54_ Miele E, Pascarella F, et al. 〈Effect of a probiotic preparation(VSL#3) on induction and maintenance of remission in children with ulcerative colitis〉《The American journal of gastroenterology》104(2): 437-43 (2009)

55_ Carter MJ, Lobo AJ, et al. 〈Guidelines for the management of inflammatory bowel disease in adults〉《Gut》53 Suppl 5: V1-16 (2004)

Kornbluth A, Sachar DB 〈Ulcerative colitis practice guidelines in adults(update): American College of Gastroenterology, Practice Parameters Committee〉《The American journal of gastroenterology》99(7): 1371-85 (2004)

56_ Sartor RB 〈Mechanisms of disease: pathogenesis of Crohn's disease and ulcerative colitis〉《Nature clinical practice Gastroenterology & hepatology》3(7): 390-407 (2006)

Tagore A, Gonsalkorale W, et al. 〈Interleukin 10 (IL 10) genotypes in inflammatory bowel disease〉《Tissue Antigens》54(4): 386-390 (1999)

57_ Bradesi S, McRoberts JA, et al. 〈Inflammatory bowel disease and irritable bowel syndrome: separate or unified?〉《Current Opinion in Gastroenterology》19(4): 336 (2003)

58_ Langhorst J, Junge A, et al. 〈Elevated human beta-defensin-2 levels indicate an activation of the innate immune system in patients with irritable bowel syndrome〉《The American journal of gastroenterology》104(2): 404-10 (2009)

59_ Aguas M, Garrigues V, et al. 〈Prevalence of irritable bowel syndrome (IBS) in first-degree relatives of patients with inflammatory bowel disease (IBD)〉《Journal of Crohn's and Colitis》(2011)

60_ Bercik P, Verdu EF, et al. 〈Is irritable bowel syndrome a low-grade inflammatory bowel disease?〉《Gastroenterology clinics of North America》34(2): 235, (2005)

61_ Shin A, Park S, et al 〈Population attributable fraction of infection-related cancers in Korea〉《Annals of Oncology》(2010)

62_ Coussens L, Werb Z 〈Inflammation and cancer〉NATURE-LONDON-: 860-867 (2002)

63_ Yano Y, Matsui T, et al. 〈Risks and clinical features of colorectal cancer complicating Crohn's disease in Japanese patients〉《Journal of Gastroenterology & Hepatology》23(11): 1683-8 (2008)

64_ Kim BJ, Yang SK, Kim JS, Jeen YT, Choi H, Han DS, Kim HJ, Kim WH, Kim JY, Chang DK 〈Trends of ulcerative colitis-associated colorectal cancer in Korea: A KASID study〉《Journal of Gastroenterology and Hepatology》24(4): 667-671(5) (2009)

65_ Singh J, Rivenson A, et al. 〈Bifidobacterium longum, a lactic acid-producing intestinal bacterium inhibits colon cancer and modulates the intermediate biomarkers of colon carcinogenesis〉《Carcinogenesis》18(4): 833 (1997)

66_ Appleyard CB, Passalacqua I, et al. 〈Effect of the Probiotic VSL#3 on the Transition From Chronic Inflammation to Dysplasia in a Model of Colitis-Associated Colon Cancer〉《Digestive Disease Week》(2010)

67_ Rao VP, Poutahidis T, et al. 〈Innate immune inflammatory response against enteric bacteria Helicobacter hepaticus induces mammary adenocarcinoma in mice〉《Cancer research》66(15): 7395 (2006)

68_ Delia P, Sansotta G, et al. 〈Use of probiotics for prevention of radiation-induced diarrhea〉《World J Gastroenterol》13(6): 912-5 (2007)

69_ Bowen JM, Stringer AM, et al. 〈VSL#3 probiotic treatment reduces chemotherapy-induced diarrhea and weight loss〉《Cancer Biol Ther》6(9): 1449-54 (2007)

70_ Giardiello FM, Hamilton SR, et al. 〈Treatment of colonic and rectal adenomas with sulindac in familial adenomatous polyposis〉《The New England journal of medicine》328(18): 1313 (1993)

71_ Friederich P, Verschuur J, et al. 〈Effects of intervention with sulindac and inulin/VSL#3 on mucosal and luminal factors in the pouch of patients with familial adenomatous polyposis〉《International Journal of Colorectal Disease》1-8 (2011)

72_ Burch N, Huber J 〈The effect of dietary factors and vitamin supplementation on polyp size, frequency, and dysplasia in a regional colorectal cancer screening cohort〉《Gut》60(Suppl 1): A95 (2011)

73_ Nordgaard I, Hansen BS, et al. 〈Colon as a digestive organ in patients with short bowel〉《The Lancet》343(8894): 373-376 (1994)

74_ McFarland LV 〈Meta-analysis of probiotics for the prevention of traveler's diarrhea〉《Travel medicine and infectious disease》5(2): 97-105 (2007)

75_ Reid G, Buerman D, Heinemann C, Bruce AW. 《Probiotic Lactobacillus dose required to restore and maintain a normal vaginal flora. FEMS Immunol Med Microbiol》32:37-41 (2001)

76_ Mastromarino P, Macchia S, et al. 〈Effectiveness of Lactobacillus-containing vaginal tablets in the treatment of symptomatic bacterial vaginosis〉《Clinical Microbiology & Infection》15(1): 67-74 (2009)

77_ Szajewska H, Mrukowicz JZ 〈Probiotics in the treatment and prevention of acute infectious diarrhea in infants and children: a systematic review of published randomized, double-blind, placebo-controlled trials〉《Journal of pediatric gastroenterology and nutrition》33: S17 (2001)

78_ McFarland LV 〈Meta-analysis of probiotics for the prevention of antibiotic associated diarrhea and the treatment of Clostridium difficile disease〉《The American journal of gastroenterology》101(4): 812-22 (2006)

79_ Bauer MP, Notermans DW, et al. 〈Clostridium difficile infection in Europe: a hospital-based survey〉《The Lancet》377(9759): 63-73 (2011)

80_ Kuijper EJ, Barbut F, et al. 〈Update of Clostridium difficile infection due to PCR ribotype 027 in Europe, 2008〉《Euro surveillance : bulletin europeen sur les maladies transmissibles = European communicable disease bulletin》13(31) (2008)

81_ Plummer S, Weaver MA, et al. 〈Clostridium difficile pilot study: effects of probiotic supplementation on the incidence of C. difficile diarrhea〉《International Microbiology》7(1): 59-62 (2004)

82_ Gao XW, Mubasher M, et al. 〈Dose-Response Efficacy of a Proprietary Probiotic Formula of Lactobacillus acidophilus CL1285 and Lactobacillus casei LBC80R for Antibiotic-Associated Diarrhea and Clostridium difficile-Associated Diarrhea Prophylaxis in Adult Patients〉《Am J Gastroenterol》(2010)

Selinger C, Lockett M, et al. 〈VSL#3 for the prevention of antibiotic associated diarrhoea (AAD) and clostridium difficile associated diarrhoea (CDAD): an interim analysis〉《Gut》60(Suppl 1): A4 (2011)

CAN M, BESIRBELLIOGLU BA, et al. 〈Prophylactic Saccharomyces boulardii in the prevention of antibiotic-associated diarrhea: a prospective study〉《Medical science monitor》12(4) (2006)

83_

• **LGG**: Majamaa H, Isolauri E, et al. 〈Lactic acid bacteria in the treatment of acute rotavirus gastroenteritis〉《J Pediatr Gastroenterol Nutr》20(3): 333 (1995)

• **L. reuteri**: Shornikova AV, Casas IA, et al. 〈Bacteriotherapy with Lactobacillus reuteri in rotavirus gastroenteritis〉《The Pediatric infectious disease journal》16(12): 1103 (1997)

• **VSL#3**: Dubey AP, Rajeshwari K, et al. 〈Use of VSL#3 in the treatment of rotavirus diarrhea in children: preliminary results〉《J Clin Gastroenterol 》42 (Suppl 3) Pt 1: S126-9 (2008)

• **S. boulardii**: Grandy G, Medina M, et al. 〈Probiotics in the treatment of acute rotavirus diarrhoea. A randomized, double-blind, controlled trial using two different probiotic preparations in Bolivian children〉《BMC Infectious Diseases》10(1): 253 (2010)

84_ Sykora J, Valeckova K, et al. 〈Effects of a specially designed fermented milk product containing probiotic Lactobacillus casei DN-114 001 and the eradication of H. pylori in children: a prospective randomized double-blind study〉《Journal of clinical gastroenterology》39(8): 692-8 (2005)

Canducci F, Armuzzi A, et al. 〈A lyophilized and inactivated culture of Lactobacillus acidophilus increases Helicobacter pylori eradication rates〉《Alimentary Pharmacology & Therapeutics》14(12): 1625-1629 (2000)

Wang KY, Li SN, et al. 〈Effects of ingesting Lactobacillus- and Bifidobacterium-containing yogurt in subjects with colonized Helicobacter pylori〉《The American journal of clinical nutrition》80(3): 737-41 (2004)

85_ Mukai T, Asasaka T, et al. 〈Inhibition of binding of Helicobacter pylori to the glycolipid receptors by probiotic Lactobacillus reuteri〉《FEMS Immunology & Medical Microbiology》32(2): 105-110 (2002)

86_ Kim TS, Hur JW, et al. 〈Antagonism of Helicobacter pylori by bacteriocins of lactic acid bacteria〉《Journal of Food Protection》174; 66(1): 3-12 (2003)

87_ Linsalata M, Russo F, et al. 〈The influence of Lactobacillus brevis on ornithine decarboxylase activity and polyamine profiles in Helicobacter pylori-infected gastric mucosa〉 《Helicobacter》 9(2): 165-72 (2004)

88_ Seppala H, Klaukka T, et al. 〈The effect of changes in the consumption of macrolide antibiotics on erythromycin resistance in group A streptococci in Finland. Finnish Study Group for Antimicrobial Resistance〉 《N Engl J Med》 337(7): 441-6 (1997)

89_ King GL 〈The role of inflammatory cytokines in diabetes and its complications〉 《J Periodontol》 79(8 Suppl): 1527-34 (2008)

Marette A 〈Pathogenic role of inflammatory cytokines in obesity: from insulin resistance to diabetes mellitus〉 《Nestle Nutr Workshop Ser Clin Perform Programme》 9: 141-50; discussion 151-3 (2004)

90_ Mealey BL, Rose LF 〈Diabetes mellitus and inflammatory periodontal diseases〉 《Compend Contin Educ Dent》 29(7): 402-8, 410, 412-3 (2008)

91_ Calcinaro F, Dionisi S, et al. 〈Oral probiotic administration induces interleukin-10 production and prevents spontaneous autoimmune diabetes in the non-obese diabetic mouse〉 《Diabetologia》 48(8): 1565-75 (2005)

92_ Ma X, Hua J, et al. 〈Probiotics improve high fat diet-induced hepatic steatosis and insulin resistance by increasing hepatic NKT cells〉 《Journal of hepatology》 49(5): 821-30 (2008)

Aumeunier A, Grela F, et al. 〈Systemic Toll-Like Receptor Stimulation Suppresses Experimental Allergic Asthma and Autoimmune Diabetes in NOD Mice〉 《PLoS ONE》 5(7): e11484 (2010)

Li Z, Yang S, et al. 〈Probiotics and antibodies to TNF inhibit inflammatory activity and improve nonalcoholic fatty liver disease〉 《Hepatology》 37(2): 343-50 (2003)

93_ Solga SF, Diehl AM, et al. 〈Non-alcoholic fatty liver disease: lumen-liver interactions and possible role for probiotics〉 《Journal of Hepatology》 38(5): 681-7 (2003)

94_ Ewaschuk J, Endersby R, et al. 〈Probiotic bacteria prevent hepatic damage and maintain colonic barrier function in a mouse model of sepsis〉 《Hepatology》 46(3): 841-50 (2007)

95_ Esposito E, Iacono A, et al. 〈Probiotics reduce the inflammatory response induced by a high-fat diet in the liver of young rats〉 《The Journal of nutrition》 139(5): 905-11 (2009)

96_ Kirpich IA, Solovieva NV, et al. 〈Probiotics restore bowel flora and improve liver enzymes in human alcohol-induced liver injury: a pilot study〉 《Alcohol》 42(8): 675-682 (2008)

97_ Lata J, Novotný I, et al. 〈The effect of probiotics on gut flora, level of endotoxin and Child-Pugh score in cirrhotic patients: results of a double-blind randomized study〉 《European Journal of Gastroenterology & Hepatology》 19(12): 1111 (2007)

98_ Loguercio C, et al. 〈Beneficial effects of a probiotic VSL#3 on parameters of liver dysfunction in chronic Liver disease〉 《J Clin Gastro》 39: 540 (2007)

99_ Backhed F, Ding H, et al. 〈The gut microbiota as an environmental factor that regulates fat storage〉《Proceedings of the National Academy of Sciences of the United States of America》101(44): 15718-23 (2004)

100_ Turnbaugh PJ, Ley RE, et al. 〈An obesity-associated gut microbiome with increased capacity for energy harvest〉《Nature》444(7122): 1027-31 (2006)

101_ Ley RE, Turnbaugh PJ, et al. 〈Microbial ecology: human gut microbes associated with obesity〉《Nature》444(7122): 1022-3 (2006)

102_ Ley RE, Backhed F, et al. 〈Obesity alters gut microbial ecology〉《Proceedings of the National Academy of Sciences of the United States of America》102(31): 11070-5 (2005)

103_ Turnbaugh P, Bakhed F, et al 〈Diet-induced obesity is linked to marked but reversible alterations in the mouse distal gut microbiome〉《Cell Host & Microbe》3(4): 213-223 (2008)

104_ Ma X, Hua J, et al. 〈Probiotics improve high fat diet-induced hepatic steatosis and insulin resistance by increasing hepatic NKT cells〉《Journal of hepatology》49(5): 821-30 (2008)

105_ Ewaschuk JB, Walker JW, et al. 〈Bioproduction of conjugated linoleic acid by probiotic bacteria occurs in vitro and in vivo in mice〉《The Journal of nutrition》136(6): 1483-7 (2006)

106_ Moss BG, Yeaton WH 〈Young Children's Weight Trajectories and Associated Risk Factors: Results From the Early Childhood Longitudinal Study Birth Cohort〉《American Journal of Health Promotion》25(13): 190 (2011)

107_ Kalliomaki M, Collado MC, et al. 〈Early differences in fecal microbiota composition in children may predict overweight〉《Am J Clin Nutr》87(3): 534-8 (2008)

108_ Zoppi G, Cinquetti M, et al. 〈The intestinal ecosystem in chronic functional constipation〉《Acta Paediatrica》87(8): 836-841 (1998)

109_ Marteau P, Cuillerier E, et al. 〈Bifidobacterium animalis strain DN 173 010 shortens the colonic transit time in healthy women: a double blind, randomized, controlled study〉《Alimentary Pharmacology & Therapeutics》16(3): 587-593 (2002)

110_ Salminen S, Salminen E 〈Lactulose, lactic acid bacteria, intestinal microecology and mucosal protection〉《Scandinavian journal of gastroenterology》Supplement 222: 45 (1997)

111_ Mollenbrink M, Bruckschen E 〈Treatment of chronic constipation with physiologic Escherichia coli bacteria. Results of a clinical study of the effectiveness and tolerance of microbiological therapy with the E. coli Nissle 1917 strain (Mutaflor)〉《Medizinische Klinik(Munich, Germany: 1983)》89(11): 587 (1994)

112_ Koebnick C, Wagner I, Leitzmann P, et al. 〈Probiotic beverage containing Lactobacillus casei Shirota improves gastrointestinal symptoms in patients with chronic constipation〉《Can J Gastroenterol》17(11): 655 (2003)

113_ Yang YX, He M, et al. 〈Effect of a fermented milk containing Bifidobacterium lactis DN-173010 on Chinese constipated women〉《World journal of gastroenterology: WJG》14(40): 6237 (2008)

114_ Coccorullo P, Strisciuglio C, et al. 〈Lactobacillus reuteri(DSM 17938) in infants with functional chronic constipation: a double-blind, randomized, placebo-controlled study〉《The Journal of pediatrics》157(4): 598-602 (2010)

115_ Parkes G, Chatoor D, et al. 〈The probiotic VSL#3 increases scbm and reduces symptom severity scores in patients with functional constipation〉《Gut》60(Suppl 1): A163 (2011)

116_ Zaharoni, H, Rimon E, et al. 〈Probiotics improve bowel movements in hospitalized elderly patients-the proage study〉《The journal of nutrition, health & aging》1-6 (2011)

117_ Savino F, Cresi F, et al.〈Intestinal microflora in breastfed colicky and non-colicky infants〉《Acta Paediatr Scand》93: 825-829 (2004)

118_ de Vrese M, Stegelmann A, et al. 〈Probiotics: compensation for lactase insufficiency〉《The American journal of clinical nutrition》73(2): 421S (2001)

119_ Levri KM, Ketvertis K, et al. 〈Do probiotics reduce adult lactose intolerance? A systematic review〉《Journal of family practice》54(7): 613 (2005)

120_ Ooi LG 《Cholesterol-Lowering Effects of Probiotics and Prebiotics》Int. J. Mol. Sci. 11: 2499-2522 (2010)

121_ Hosono A 〈Bile tolerance, taurocholate deconjugation, and binding of cholesterol by Lactobacillus gasseri strains〉《Journal of dairy science》82(2): 243-248 (1999)

122_ Lye HS, Rusul G, et al. 〈Removal of cholesterol by lactobacilli via incorporation and conversion to coprostanol〉《Journal of dairy science》93(4): 1383-1392 (2010)

123_ Anderson JW, Gilliland SE 〈Effect of fermented milk(yogurt) containing Lactobacillus acidophilus L1 on serum cholesterol in hypercholesterolemic humans〉《Journal of the American College of Nutrition》18(1): 43 (1999)

124_ Xiao J, Kondo S, et al. 〈Effects of milk products fermented by Bifidobacterium longum on blood lipids in rats and healthy adult male volunteers〉《Journal of dairy science》86(7): 2452-2461 (2003)

125_ Abd El-Gawad IA, El-Sayed EM, et al. 〈The Hypocholesterolaemic Effect of Milk Yoghurt and Soy-Yoghurt Containing Bifidobacteria in Rats Fed on a Cholesterol-Enriched Diet〉Int. Dairy J. 15, 37-44 (2005)

126_ Hatakka K, Martio J, et al. 〈Effects of probiotic therapy on the activity and activation of mild rheumatoid arthritis-a pilot study〉《Scandinavian journal of rheumatology》32(4): 211-215 (2003)

127_ Karimi O, Pena AS, et al. 〈Probiotics (VSL#3) in arthralgia in patients with ulcerative colitis and Crohn's disease: a pilot study〉《Drugs Today》(Barc) 41(7): 453-9 (2005)

128_ Fabian E, Elmadfa I 〈The effect of daily consumption of probiotic and conventional yoghurt on oxidant and anti-oxidant parameters in plasma of young healthy women〉《International journal for vitamin and nutrition research Internationale Zeitschrift fur Vitamin- und Ernahrungsforschung Journal international de vitaminologie et de nutrition》77(2): 79-88 (2007)

129_ Tjellström B, Stenhammar L, et al. ⟨Gut microflora associated characteristics in first-degree relatives of children with celiac disease⟩ ⟨Scandinavian journal of gastroenterology⟩ 42(10): 1204-8 (2007)

130_ De Angelis M, Rizzello CG, et al. ⟨VSL#3 probiotic preparation has the capacity to hydrolyze gliadin polypeptides responsible for Celiac Sprue⟩ ⟨Biochim Biophys Acta⟩ 1762(1): 80-93 (2006)

131_ Desbonnet L, Garrett L, et al. ⟨The probiotic Bifidobacteria infantis: an assessment of potential antidepressant properties in the rat⟩ ⟨Journal of psychiatric research⟩ 43(2): 164-174, (2008)

132_ Albert E ⟨Probiotics Influence Spatial Learning and Metabolism in a Gender and Genotype-Dependent Manner⟩ ⟨Digestive Disease Week⟩ (2010)

133_ Sandler RH, Finegold SM, et al. ⟨Short-term benefit from oral vancomycin treatment of regressive-onset autism⟩ ⟨Journal of child neurology⟩ 15(7): 429 (2000)

134_ Stevens LJ, Zentall SS, et al. ⟨Essential fatty acid metabolism in boys with attention-deficit hyperactivity disorder⟩ ⟨The American journal of clinical nutrition⟩ 62(4): 761 (1995)

135_ Pelsser LM, Buitelaar JK, et al. ⟨ADHD as a (non) allergic hypersensitivity disorder: a hypothesis⟩ ⟨Pediatric allergy and immunology: official publication of the European Society of Pediatric Allergy and Immunology⟩ 20(2): 107-12 (2009)

136_ Lieske JC, Goldfarb DS, et al. ⟨Use of a probiotic to decrease enteric hyperoxaluria⟩ Kidney Int 68(3): 1244-9 (2005)

137_ Evenepoel P, Meijers BK, et al. ⟨Uremic toxins originating from colonic microbial metabolism⟩ ⟨Kidney International⟩ 76: S12-S19 (2009)

138_ Meijers BK, De Loor H, et al ⟨p-Cresyl sulfate and indoxyl sulfate in hemodialysis patients⟩ ⟨Clinical Journal of the American Society of Nephrology⟩ 4(12): 1932 (2009)

139_ Takayama F, Taki K, et al. ⟨Bifidobacterium in gastro-resistant seamless capsule reduces serum levels of indoxyl sulfate in patients on hemodialysis＊1⟩ ⟨American journal of kidney diseases⟩ 41(3): S142-S145 (2003)

140_ Sha BE, Zariffard MR, et al. ⟨Female genital-tract HIV load correlates inversely with Lactobacillus species but positively with bacterial vaginosis and Mycoplasma hominis⟩ ⟨Journal of infectious diseases⟩ 191(1): 25 (2005)

141_ Eschenbach DA, Davick P, et al. ⟨Prevalence of hydrogen peroxide-producing Lactobacillus species in normal women and women with bacterial vaginosis⟩ ⟨Journal of Clinical Microbiology⟩ 27(2): 251 (1989)

142_ Gupta K, Stapleton AE, et al. ⟨Inverse association of H_2O_2-producing lactobacilli and vaginal Escherichia coli colonization in women with recurrent urinary tract infections⟩ ⟨Journal of infectious diseases⟩ 178(2): 446 (1998)

143_ Mastromarino P, Macchia S, et al. ⟨Effectiveness of Lactobacillus-containing vaginal tablets in the treatment of symptomatic bacterial vaginosis⟩ ⟨Clinical Microbiology & Infection⟩ 15(1): 67-74 (2009)

144_ Conti C, Malacrino C, et al. 〈Inhibition of herpes simplex virus type 2 by vaginal lactobacilli〉《Journal of physiology and pharmacology》60(6): 19-26 (2009)

145_ Larsson PG, Stray-Pedersen B, et al. 〈Human lactobacilli as supplementation of clindamycin to patients with bacterial vaginosis reduce the recurrence rate; a 6-month, double-blind, randomized, placebo-controlled study〉《BMC Women's Health》8(1): 3 (2008)

146_ Koll-Klais P, Mandar R, et al. 〈Oral lactobacilli in chronic periodontitis and periodontal health: species composition and antimicrobial activity〉《Oral Microbiol Immunol》20(6): 354-61 (2005)

147_ Shimazaki Y, Shirota T, et al. 〈Intake of dairy products and periodontal disease: the Hisayama Study〉《J Periodontol》79(1): 131-7 (2008)

148_ Riccia DN, Bizzini F, et al. 〈Anti-inflammatory effects of Lactobacillus brevis (CD2) on periodontal disease〉《Oral Dis》13(4): 376-85 (2007)

Tasli L, Mat C, et al. 〈Lactobacilli lozenges in the management of oral ulcers of Behcet's syndrome〉《Clin Exp Rheumatol》24(5 Suppl 42): S83-6 (2006)

149_ Nase L, Hatakka K, et al. 〈Effect of long-term consumption of a probiotic bacterium, Lactobacillus rhamnosus GG, in milk on dental caries and caries risk in children〉《Caries research》35(6): 412-20 (2001)

Part 04_생활 속의 프로바이오틱스

1_ Abrams SA, Griffin IJ, et al. 〈A combination of prebiotic short-and long-chain inulin-type fructans enhances calcium absorption and bone mineralization in young adolescents〉《The American journal of clinical nutrition》82(2): 471 (2005)

2_ Kleessen B, Sykura B, et al. 〈Effects of inulin and lactose on fecal microflora, microbial activity, and bowel habit in elderly constipated persons〉《The American journal of clinical nutrition》65(5): 1397 (1997)

3_ Huurre A, Laitinen K, et al. 〈Impact of maternal atopy and probiotic supplementation during pregnancy on infant sensitization: a double-blind placebo-controlled study〉《Clinical and experimental allergy : journal of the British Society for Allergy and Clinical Immunology》38(8): 1342-8 (2008)

4_ Kuitunen M, Kukkonen K, et al. 〈Probiotics prevent IgE-associated allergy until age 5 years in cesarean-delivered children but not in the total cohort〉《Journal of Allergy & Clinical Immunology》123(2): 335-41 (2009)

5_ Eutamene H, Bueno L 〈Role of probiotics in correcting abnormalities of colonic flora induced by stress〉《Gut》56(11): 1495 (2007)

6_ Reid G, Hammond JA 〈Probiotics. Some evidence of their effectiveness〉《Can Fam Physician》51: 1487-93 (2005)

7_ Onderdonk AB 〈Probiotics for women's health〉《J Clin Gastroenterol》40(3): 256-9 (2006)

8_ Di Marzio L, Centi C, et al. 〈Effect of the lactic acid bacterium Streptococcus thermophilus on stratum corneum ceramide levels and signs and symptoms of atopic dermatitis patients〉 《Experimental dermatology》 12(5): 615-620 (2003)

9_ Mitsuoka T 〈Intestinal flora and aging〉 《Nutrition Reviews》 50 438-446 (1992)

10_ van Tongeren SP, Slaets JP, et al. 〈Fecal microbiota composition and frailty〉 《Applied and environmental microbiology》 71(10): 6438-42 (2005)

11_ Turchet P, Laurenzano M, et al. 〈Effect of fermented milk containing the probiotic Lactobacillus casei DN-114001 on winter infections in free-living elderly subjects: a randomised, controlled pilot study〉 《The journal of nutrition, health & aging》 7(2): 75-7 (2003)

12_ Gill HS, Rutherfurd KJ, et al. 〈Enhancement of immunity in the elderly by dietary supplementation with the probiotic Bifidobacterium lactis HN019〉 《The American journal of clinical nutrition》 74(6): 833 (2001)

13_ Bunout D, Barrera G, et al. 〈Effects of a nutritional supplement on the immune response and cytokine production in free-living Chilean elderly〉 《Journal of Parenteral and Enteral Nutrition》 28(5): 348 (2004)

14_ Zaharoni H, Rimon E, et al. 〈Probiotics improve bowel movements in hospitalized elderly patients-the proage study〉 《The journal of nutrition, health & aging》1-6 (2011)

15_ Frohmader TJ, Chaboyer WP, et al. 〈Decrease in frequency of liquid stool in enterally fed critically ill patients given the multispecies probiotic VSL#3: a pilot trial〉 《American Journal of Critical Care》 19(3): e1 (2010)

16_ Madsen K 〈Probiotics in critically ill patients〉 《Journal of Clinical Gastroenterology》 42: S116 (2008)

17_ Alberda C, Gramlich L, et al. 〈Effects of probiotic therapy in critically ill patients: a randomized, double-blind, placebo-controlled trial〉 《The American journal of clinical nutrition》 85(3): 816 (2007)

심화 상식

과민성대장증후군에 대한 프로바이오틱스 효과(93페이지)

Quigley, EM, Flourie B, et al. 〈Probiotics and irritable bowel syndrome: a rationale for their use and an assessment of the evidence to date〉 《Neurogastroenterology & Motility》 19(3): 166-72 (2007)

Cotter PD, Hill C, et al. 〈Bacteriocins: developing innate immunity for food〉 《Nature reviews Microbiology》 3(10): 777-788 (2005)

Castagliuolo I, Riegler MF, et al. 〈Saccharomyces boulardii protease inhibits the effects of Clostridium difficile toxins A and B in human colonic mucosa〉 《Infection and immunity》 67(1): 302,IL-10/IL-12 ratio(35) (1999)

Verdu EF, Bercik P, et al. 〈Lactobacillus paracasei normalizes muscle hypercontractility in a murine model of postinfective gut dysfunction〉 《Gastroenterology》 127(3): 826-837(6) (2004)

Kamiya T, Wang L, et al. 〈Inhibitory effects of Lactobacillus reuteri on visceral pain induced by colorectal distension in Sprague-Dawley rats〉《Gut》55(2): 191 (2006)

Verdu EF, Bercik P, et al. 〈Specific probiotic therapy attenuates antibiotic induced visceral hypersensitivity in mice〉《Gut》55(2): 182 (2006)

Ait-Belgnaoui A, Han W, et al. 〈Lactobacillus farciminis treatment suppresses stress induced visceral hypersensitivity: a possible action through interaction with epithelial cell cytoskeleton contraction〉《Gut》55(8): 1090 (2006)

Rousseaux C, Thuru X, et al. 〈Lactobacillus acidophilus modulates intestinal pain and induces opioid and cannabinoid receptors〉《Nature medicine》13(1): 35-37 (2007)

염증성장질환에 대한 프로바이오틱스 효과(100페이지)

- **IL-1 감소:** Helwig U, Lammers KM, et al. 〈Lactobacilli, bifidobacteria and E. coli nissle induce pro- and anti-inflammatory cytokines in peripheral blood mononuclear cells〉《World J Gastroenterol》12(37): 5978-86 (2006)

Lammers KM, Brigidi P, et al. 〈Immunomodulatory effects of probiotic bacteria DNA: IL-1 and IL-10 response in human peripheral blood mononuclear cells〉《FEMS immunology and medical microbiology》38(2): 165-72 (2003)

Ulisse S, Gionchetti P, et al. 〈Expression of cytokines, inducible nitric oxide synthase, and matrix metalloproteinases in pouchitis: effects of probiotic treatment〉《The American journal of gastroenterology》96(9): 2691-9 (2001)

- **TNF-α 감소:** Ewaschuk J, Endersby R, et al. 〈Probiotic bacteria prevent hepatic damage and maintain colonic barrier function in a mouse model of sepsis〉《Hepatology》46(3): 841-50 (2007)

Helwig U, Lammers KM, et al. 〈Lactobacilli, bifidobacteria and E. coli nissle induce pro- and anti-inflammatory cytokines in peripheral blood mononuclear cells〉《World J Gastroenterol》12(37): 5978-86 (2006)

Ulisse S, Gionchetti P, et al. 〈Expression of cytokines, inducible nitric oxide synthase, and matrix metalloproteinases in pouchitis: effects of probiotic treatment〉《The American journal of gastroenterology》96(9): 2691-9 (2001)

Ma X, Hua J, et al. 〈Probiotics improve high fat diet-induced hepatic steatosis and insulin resistance by increasing hepatic NKT cells〉《Journal of hepatology》49(5): 821-30 (2008)

Esposito E, Iacono A, et al. 〈Probiotics reduce the inflammatory response induced by a high-fat diet in the liver of young rats〉《The Journal of nutrition》139(5): 905-11 (2009)

- **IL-6 감소:** Ewaschuk J, Endersby R, et al. 〈Probiotic bacteria prevent hepatic damage and maintain colonic barrier function in a mouse model of sepsis〉《Hepatology》46(3): 841-50 (2007)

McNaught CE, Woodcock NP, et al. 〈A prospective randomised trial of probiotics in critically ill patients〉《Clinical nutrition (Edinburgh, Scotland)》24(2): 211-9 (2005)

- **IL-8 감소:** Jijon H, Backer J, et al. 〈DNA from probiotic bacteria modulates murine and human epithelial and immune function〉《Gastroenterology》126(5): 1358-73 (2004)

Lammers KM, Helwig U, et al. 〈Effect of probiotic strains on interleukin 8 production by HT29/19A cells〉《The American journal of gastroenterology》97(5): 1182-6 (2002)

Otte JM, Podolsky DK 〈Functional modulation of enterocytes by gram-positive and gram-negative microorganisms〉《Am J Physiol Gastrointest Liver Physiol》286(4): G613-26 (2004)

- **IL-12 감소:** Hart AL, Lammers K, et al. 〈Modulation of human dendritic cell phenotype and function by probiotic bacteria〉《Gut》53(11): 1602-9 (2004)

Ng SC, Plamondon S, et al. 〈Immunosuppressive effects via human intestinal dendritic cells of probiotic bacteria and steroids in the treatment of acute ulcerative colitis〉《Inflammatory bowel diseases》16(8): 1286-1298 (2010)

- **IL-13 감소:** Mastrangeli G, Corinti S, et al. 〈Effects of Live and Inactivated VSL#3 Probiotic Preparations in the Modulation of in vitro and in vivo Allergen-Induced Th2 Responses〉《International archives of allergy and immunology》150(2): 133-143 (2009)

- **INF-γ 감소:** Ewaschuk J, Endersby R, et al. 〈Probiotic bacteria prevent hepatic damage and maintain colonic barrier function in a mouse model of sepsis〉《Hepatology》46(3): 841-50 (2007)

Ulisse S, Gionchetti P, et al. 〈Expression of cytokines, inducible nitric oxide synthase, and matrix metalloproteinases in pouchitis: effects of probiotic treatment〉《The American journal of gastroenterology》96(9): 2691-9 (2001)

- **IL-10 증가:** Helwig U, Lammers KM, et al. 〈Lactobacilli, bifidobacteria and E. coli nissle induce pro- and anti-inflammatory cytokines in peripheral blood mononuclear cells〉《World J Gastroenterol》12(37): 5978-86 (2006)

Calcinaro F, Dionisi S, et al. 〈Oral probiotic administration induces interleukin-10 production and prevents spontaneous autoimmune diabetes in the non-obese diabetic mouse〉《Diabetologia》48(8): 1565-75 (2005)

Di Giacinto C, Marinaro M, et al. 〈Probiotics ameliorate recurrent Th1-mediated murine colitis by inducing IL-10 and IL-10-dependent TGF-beta-bearing regulatory cells〉《J Immunol》174(6): 3237-46 (2005)

Hart AL, Lammers K, et al. 〈Modulation of human dendritic cell phenotype and function by probiotic bacteria〉《Gut》53(11): 1602-9 (2004)

Drakes M, Blanchard T, et al. 〈Bacterial probiotic modulation of dendritic cells〉《Infect Immun》72(6): 3299-309 (2004)

Lammers KM, Brigidi P, et al. 〈Immunomodulatory effects of probiotic bacteria DNA: IL-1 and IL-10 response in human peripheral blood mononuclear cells〉《FEMS immunology and medical microbiology》38(2): 165-72 (2003)

Ulisse S, Gionchetti P, et al. 〈Expression of cytokines, inducible nitric oxide synthase, and matrix metalloproteinases in pouchitis: effects of probiotic treatment〉《The American journal of gastroenterology》96(9): 2691-9 (2001)

프로바이오틱스의 항암효과(109페이지)

Dugas B, Mercenier A, et al. 〈Immunity and probiotics〉 《Immunology today》 20(9): 387-390 (1999)

Kulkarni N, Reddy BS 〈Inhibitory effect of Bifidobacterium longum cultures on the azoxymethane-induced aberrant crypt foci formation and fecal bacterial β-glucuronidase〉 《Proceedings of the Society for Experimental Biology and Medicine》 207, 278-283 (1994)

Hosono A 〈Desmutagenicity of milk cultured with Lactobacillus acidophilus strains against mutagenic heated tauco〉 《Food and Chemical Toxicology》 36(9-10): 805-810 (1998)

Orrhage KE, Sillerstrom E, et al. 〈Binding of mutagenic heterocyclic amines by intestinal and lactic acid bacteria〉 《Mutation Research/Fundamental and Molecular Mechanisms of Mutagenesis》 311(2): 239-248 (1994)

Zhang XB, Ohta Y 〈Microorganisms in the gastrointestinal tract of the rat prevent absorption of the mutagen-carcinogen 3-amino-1, 4-dimethyl-5H-pyrido (4,3-b) indole〉 《Canadian journal of microbiology》 39(9): 841 (1993)

Thirabunyanon M, Boonprasom P, et al. 〈Probiotic potential of lactic acid bacteria isolated from fermented dairy milks on antiproliferation of colon cancer cells〉 《Biotechnology letters》 31(4): 571-6 (2009)

Jan G, Belzacq AS, et al. 〈Propionibacteria induce apoptosis of colorectal carcinoma cells via short-chain fatty acids acting on mitochondria〉 《Cell death and differentiation》 9(2): 179-88 (2002)

Linsalata M, Russo F, et al. 〈Effects of probiotic bacteria (VSL#3) on the polyamine biosynthesis and cell proliferation of normal colonic mucosa of rats〉 《In Vivo》 19(6): 989-95 (2005)

Rescigno M 〈The pathogenic role of intestinal flora in IBD and colon cancer〉 《Current Drug Targets》 9(5): 395-403 (2008)

Coussens L, Werb Z 〈Inflammation and cancer〉 《NATURE(LONDON)》 860-867 (2002)

Wollowski I, Rechkemmer G, et al. 〈Protective role of probiotics and prebiotics in colon cancer〉 《American Journal of Clinical Nutrition》 73(2): 451S (2001)

프로바이오틱스 FAQ

1_ Venturi A, Gionchetti P, et al. 〈Impact on the composition of the faecal flora by a new probiotic preparation〉 《Aliment Pharmacol Ther》 13(8): 1103-8 (1999)

2_ Boyle RJ, Robins-Browne RM, et al. 〈Probiotic use in clinical practice: what are the risks?〉 《The American journal of clinical nutrition》 83(6): 1256-64; quiz 1446-7 (2006)

지은이 김석진

서울대학교 치과대학을 졸업했으며, 미국 인디애나대학교에서 구강 세균감염과 면역질환을 전공하고 12년간 교수로 재직했다. 인류와 환경문제에 관심이 많으며, 최근 '나무와 물이 있는 산'이라는 의미의 ㈜나무·물·산 대표를 맡아 칼럼 게재와 강연 활동을 통해 바른 식생활과 유익한 균의 중요성을 알리고 있다.

프로바이오틱스

내 몸의 유익균

펴낸날 | 2011년 9월 23일 초판 1쇄 발행
2022년 6월 30일 초판 8쇄 발행

지은이 | 김석진
펴낸이 | 김병준
펴낸곳 | ㈜하서출판사
주 소 | 서울특별시 강남구 논현로 71길 14
전 화 | 02)557-6351(대표) | 02)557-6352(팩스)
등 록 | 제2009-000078호(1967. 12. 18)

ⓒ 김석진, 2011년 printed in Korea.

편집책임 한은선 | **기획 편집** 최미소
디자인 박두송이
ISBN 978-89-6259-162-0 13510

잘못 만들어진 책은 구입하신 곳에서 바꾸어 드립니다.
책값은 뒤표지에 있습니다.